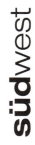

Dr. med. Susanne Holst / Ulrike Meiser
DIABETES
was man wissen muss

Inhalt

> **Basiswissen: Was ist Diabetes?**
> Das Wichtigste, was Sie über die »Zuckerkrankheit«
> und die Abläufe im Körper wissen sollten   Seite 4

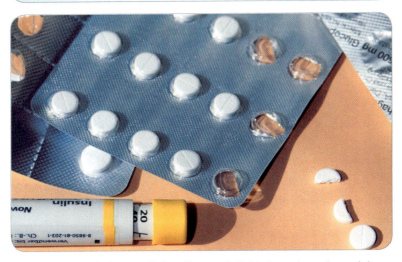

Heute gibt es weit bessere Behandlungsmöglichkeiten als noch vor Jahren, und Diabetiker finden ein umfassendes Angebot medikamentöser Therapien.

> **1. Diagnose Diabetes**
> Hier finden Sie wichtige Informationen zu den
> beiden Hauptformen der Krankheit,
> **Diabetes Typ 1 und Typ 2,** zu ihren Symptomen,
> Auslösern und Risikofaktoren   Seite 16
>
> Die frühe Diagnose ist möglich – alles zu
> **Blutuntersuchung** und **Harntest:** So lässt
> sich Diabetes zuverlässig feststellen, denn
> am wichtigsten ist eine rechtzeitige Therapie   Seite 21

2. Die richtige Therapie

So bekommt man Diabetes in den Griff – die Behandlung mit **Medikamenten** — Seite 26

Insulin spritzen – wer, wann, wie? — Seite 35

Die **Diabeteseinstellung** – so kontrollieren Diabetiker sich selbst — Seite 51

Das muss regelmäßig durch den **Arzt** untersucht werden — Seite 59

Diabetische **Folgekrankheiten** können gravierend sein – hier erfahren Sie das Wichtigste zu deren **Vorbeugung** und **Behandlung** — Seite 65

3. Leben mit Diabetes

Die **Reform des Magenfahrplans** – lecker und gesund zugleich: Was auf den Teller darf und was nicht — Seite 82

Kampf dem **Übergewicht** – vernünftig abnehmen, ohne zu hungern — Seite 94

Kommen Sie auf Touren – **ausreichend Bewegung** ist ein wichtiger Baustein jeder Diabetestherapie — Seite 97

FAQs – die häufigsten Fragen zu Diabetes — Seite 103

Weitere Informationen

Wichtige Adressen — Seite 108

Register — Seite 111

Über dieses Buch/Impressum — Seite 112

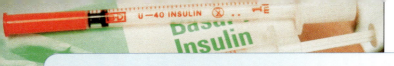

Basiswissen: Was ist Diabetes? ✓

Eine echte Volkskrankheit

Diabetes ist ein typisches Volksleiden, und die Zahl der Betroffenen nimmt jedes Jahr zu. Schätzungen zufolge leiden zurzeit etwa sechs Millionen Bundesbürger an dieser Stoffwechselstörung; viele jedoch, ohne es überhaupt zu wissen: Die Dunkelziffer ist gewaltig. Denn nur bei etwa vier Millionen Menschen wurde die Krankheit bisher erkannt und behandelt. Tückischerweise meldet sie sich nämlich erst recht spät mit deutlichen Symptomen. So vergeht wertvolle Zeit, bis die notwendige Therapie zum Einsatz kommt.
90% aller Diabetiker haben einen so genannten Typ-2-Diabetes, die übrigen 10% gehören zum Typ 1. Weitere zehn Millionen sind noch nicht manifest erkrankt, leiden aber bereits an einer Vorstufe, die behandelt werden müsste. Damit ist Diabetes die Stoffwechselkrankheit Nummer eins in Deutschland.
Bedenken Sie nur, wie viele Dinge diese Millionen Menschen zusammen bewegen könnten. Die Realität sieht anders aus: Diabetiker haben keine große Lobby, und ihre medizinische Versorgung und Betreuung in Deutschland wird von Experten immer wieder bemängelt. Dabei wird das Problem Diabetes immer drängender: Man befürchtet weltweit sogar eine

Basiswissen: Was ist Diabetes?

explosionsartige Zunahme der Krankheit. Beim weitaus größten Anteil der Betroffenen (Typ 2) spielen als Auslöser nämlich auch eine ganze Reihe von Lebensstilfaktoren eine ausschlaggebende Rolle: falsche Ernährung, Übergewicht oder mangelnde körperliche Aktivität etwa. Alles Umstände, die mit zunehmendem Wohlstand einhergehen. In Zeiten des Mangels, wie etwa in Kriegszeiten, trat die Krankheit dagegen sehr viel seltener auf. Diabetes ist also auch ein Leiden des Überflusses.

Diagnose »Diabetes mellitus«

Nach der Diagnose »Diabetes mellitus«, so der medizinische Fachausdruck, stehen die meisten Betroffenen regelrecht unter Schock. Jeder hat schon einmal etwas davon gehört, kennt vielleicht »bedauernswerte« Schicksale im Bekanntenkreis. Erschütternde Bilder von Verzicht, einschneidenden Einschränkungen, von lebenslangem Leid und Freudlosigkeit schießen einem durch den Kopf. Doch was es wirklich bedeutet, an Diabetes zu erkranken, weiß in der Regel zunächst keiner der Betroffenen.

Der Stoffwechsel entgleist

Vereinfacht ausgedrückt, versteht man unter Diabetes eine chronische Stoffwechselstörung, die sich in dauerhaft erhöhten Blutzuckerwerten äußert. Der Organismus kann den mit der Nahrung aufgenommenen Zucker (Kohlenhydrate) nicht mehr so verarbeiten, wie es bei stoffwechselgesunden Menschen der Fall ist. Und das hat eine ganze Reihe von unerwünschten Folgen, die es mit der entsprechenden Therapie zu vermeiden oder so lange wie möglich hinauszuzögern gilt. Dazu muss man wissen: Diabetes hängt eng mit dem Insulinhaushalt zusammen. Dieses Hormon wird in der Bauchspeicheldrüse gebildet und ist quasi das einzige Instrument des Körpers, mit dem er Zucker (Kohlenhydrate) aus dem Blut in die Körperzellen schleusen kann, wo er benötigt und verarbeitet wird. Gibt es Probleme mit dem Insulin, bleibt der Zucker »draußen vor der Zellentür«, also im Blut. Und von dort aus richtet er auf Dauer Schäden an, die den ganzen Körper betreffen können.

Die Krankheit wird oft spät erkannt

Es ist zwar kein wirklicher Trost, aber: Seien Sie froh, dass die Krankheit jetzt diagnostiziert wurde und nicht erst Jahre später. Je eher die Therapie beginnt, desto früher kann man gezielt gegensteuern. Bei vielen Betroffenen wird der Diabetes oft erst spät, nachdem der hohe Blutzucker schon jahrelang sein schädliches Werk anrichten konnte, entlarvt. Wie ist das möglich? Leider macht ein bis zu einem gewissen Grad erhöhter Blutzucker keine Beschwerden. Würde das z. B. schmerzen, käme man ihm eher auf die Schliche. Doch das, was er an Zeichen mit sich bringt, ist bei den meisten Betroffenen (speziell beim Typ 2) derart unspezifisch, dass man sie gar nicht wahrnimmt oder übersieht – Dinge wie Müdigkeit und Abgeschlagenheit beispielsweise.

Basiswissen: Was ist Diabetes?

Was im Körper bei Diabetes geschieht

Zuckerkrankheit, so wird Diabetes im Volksmund genannt. Krank an oder durch Zucker, das weist deutlicher als der medizinische Fachausdruck »Diabetes mellitus« (was so viel wie »honigsüßer Durchfluss« heißt) darauf hin, was dieser Erkrankung zugrunde liegt: nämlich eine dauerhaft falsche bzw. krankhaft erhöhte Zuckerkonzentration im Körper, genauer gesagt im Blut. Die Ursache liegt, wie bereits erwähnt, beim Insulin, dem Hormon, das die Zuckermoleküle aus dem Blut in die Körperzellen schleust und dabei quasi wie ein Schlüssel funktioniert.

Fehlt Insulin, wird es vom Körper in zu geringen Mengen hergestellt, und ist es weniger wirksam als normal (Insulinresistenz), bleibt der Zucker im Blut, und der so genannte Blutzuckerspiegel steigt an. Abbau und Verwertung von Zucker im Körper sind also gestört.

Zuckersüß

Zucker nehmen wir in Form von Kohlenhydraten mit der Nahrung auf. Es gibt mehrere Zuckerarten, sie bestehen jeweils aus einer verschieden großen Zahl von Zuckerringen, die ein typisches Netz bilden. Entsprechend werden Einfach-, Zweifach- und Mehrfachzucker unterschieden. Letztere nennt man auch komplexe Kohlenhydrate oder Polysaccharide. Die Verdauung der Kohlenhydrate, also die Aufspaltung in kleinere und kleinste Bausteine, beginnt bereits beim Kauen im Mund. Das merkt man z. B., wenn man ein trockenes Stück

Brot bewusst länger kaut. Nach einer Weile schmeckt es süßlich. Ein Zeichen dafür, dass die komplexen, also zusammengesetzten Kohlenhydrate bereits in kleinere Zuckereinheiten zersetzt wurden, die eben süßer schmecken.
Möglich macht dies das Speichelenzym Amylase. Zugleich regt der Ausstoß von Amylase auch die Bauchspeicheldrüse an, im Darm weitere Verdauungsenzyme bereitzustellen.

Die Umwandlung des Zuckers

Eine zentrale Rolle bei der Zuckerverdauung spielt die Bauchspeicheldrüse (Pankreas). Hinter dem Magen und quer vor der Wirbelsäule liegt diese etwa 15 bis 20 Zentimeter lange Drüse, die bis zu 100 Gramm wiegen kann. Ein lebenswichtiges Leichtgewicht, das Schwerstarbeit leistet!

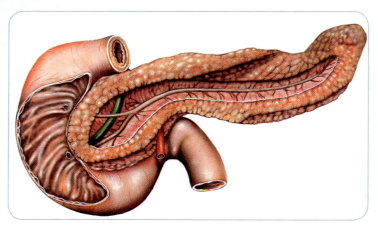

Das den Zuckerstoffwechsel regulierende Insulin wird in den so genannten Beta-Zellen der Bauchspeicheldrüse produziert.

Basiswissen: Was ist Diabetes?

Tag für Tag produziert sie etwa einen Liter Verdauungssaft, den »Bauchspeichel«, ein Gemisch aus zehn verschiedenen Enzymen, das in den Dünndarm abgesondert und mit dessen Hilfe der Abbau der komplexen Kohlenhydrate zu Einfachzuckern vollendet wird. Denn nur in dieser Form, Glukose genannt, kann Zucker durch die Darmwände in das Blut aufgenommen werden.

So wird Glukose verwertet

Der größte Teil der Glukose wird über das Blut zu den Organen transportiert und mit Hilfe des Insulins in die Körperzellen eingeschleust. Dort wird der Zucker dann mit Hilfe von Sauerstoff und Wasser verbrannt – ein lebensnotwendiger Prozess, Glykolyse genannt, bei dem Energie frei wird. Ein weiterer Teil der Glukose gelangt über die Pfortader in die Leber, wird quasi von ihr eingefangen und zu Glykogen umgewandelt, die Speicherform der Glukose. Die Leber legt sich also, sozusagen für Notfälle, ein Energiedepot an. Muskeln und Gehirn tun das Gleiche.

Was aber, wenn wir dem Körper viel mehr Kohlenhydrate zuführen, als er für seinen Energiebedarf benötigt? Dann passiert, was viele Menschen aus leidvoller Erfahrung kennen: Überschüssigen Zucker wandelt der Organismus in Fett um. Das kann zwar wieder zur Energiegewinnung herangezogen werden, aber eben auch im Fettgewebe liegen bleiben, wenn es nicht zum Einsatz kommt. Mit »pfundigen« Folgen ...

Und wann greift der Körper auf die gespeicherte Energie zurück? Wenn er zu wenig Kohlenhydrate bekommt, etwa bei

Diäten, oder wenn der Bedarf an Energie erhöht ist und der Kohlenhydratnachschub nicht ausreicht, z. B. bei viel Sport. Zuerst bedient sich unser Organismus am Glykogen, danach geht es ans Fett – und der Betroffene nimmt ab.

Die Regulierung des Blutzuckers

Für das reibungslose Funktionieren des menschlichen Organismus ist es also wichtig, dass immer eine ausreichende Menge Zucker zur Energiegewinnung im Blut parat steht, egal, wie viele Kohlenhydrate wir zu uns nehmen, wie viele davon durch die Körperzellen zur Energiegewinnung »verfeuert« werden. Um diese Aufgabe zu meistern, besitzt der Körper ein ausgefeiltes Regulationssystem, mit dem er den Blutzuckerspiegel immer wieder auf einen bestimmten gesunden Wert bringt. Er überwacht und registriert wie ein Seismograf jede Blutzuckerschwankung und gleicht sie gezielt aus. Auch hier spielt die Bauchspeicheldrüse eine entscheidende Rolle. Sie produziert neben dem blutzuckersenkenden Hormon Insulin auch seinen Gegenspieler, das Hormon Glukagon.

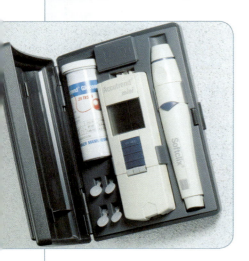

Das Angebot an Blutzuckermessgeräten ist heute sehr groß.

Insulin und Glukagon – ein perfektes Team

Insulin senkt den Blutzuckerspiegel, indem es die Zellwände für Zucker durchlässig macht, Glukose kann in die Zelle einströmen. Befindet sich zu viel Zucker im Blut, wird das Hormon abgegeben. Rund zwei Gramm Insulin produziert ein gesunder Mensch pro Tag. Gegenspieler des Insulins ist das Glukagon, es erhöht den Blutzuckerspiegel, indem es Glukose bereitstellt. Es wird ebenfalls bei Bedarf, in diesem Fall bei Abfallen des Blutzuckerspiegels, an das Blut abgegeben, wo es vor allem auf die Leber wirkt und hier die Aufspaltung des Speicherzuckers (Glykogen) in Glukose anregt. Die Zuckerspeicher werden also angezapft. Außerdem mobilisiert Glukagon das Depotfett zur Energiegewinnung. Unterstützung gibt es von den Hormonen Adrenalin und Kortison, die ebenfalls die Freisetzung von Glukose aus Glykogen anregen. Auf der Gegenseite aber steht Insulin. Es muss im Kohlenhydratstoffwechsel ganz allein für die Blutzuckersenkung sorgen. Das zeigt, welche wichtige Rolle es spielt und dass seine qualitative oder quantitative Veränderung enorme Auswirkungen auf den Körper hat.

Alles im Lot?

Für einen gesunden Blutzuckerspiegel gibt es feste Werte. Normalerweise pendelt er nüchtern – die letzte Nahrungsaufnahme liegt also mindestens acht Stunden zurück – zwischen 80 und 110 mg/dl (Milligramm pro Deziliter Blut). Nach dem Essen kann er aufgrund der Kohlenhydratverdauung auch auf 140 mg/dl ansteigen. Aber nicht höher. Ist der Blutzucker nüchtern dauerhaft höher als 126 mg/dl, liegt ein Diabetes vor. Der Blutzuckerwert darf aber auch nicht auf unter 70 mg/dl sinken, etwa als Folge einer Leberfunktionsstörung. Ab einer Konzentration von 50 mg/dl droht der hypoglykämische Schock, landläufig auch Unterzuckerung genannt (Hypoglykämie). Begleitet wird dieser von Hungergefühlen und Schweißausbrüchen bis hin zu Koordinationsstörungen und Ohnmacht. Zum Schutz vor diesen beiden Extremen besitzt der gesunde Körper ein Warnsystem, mit dem er den

Das Auf und Ab des Blutzuckers
So wird die Glukosekonzentration im Blut gesenkt

→ Aufnahme in die Zellen zur Energiegewinnung
→ Einlagerung in Form von Glykogen in Leber und Muskeln
→ Umwandlung in Fett und Speicherung im Fettgewebe; Leber, Muskulatur und Fettgewebe sind hierbei absolut auf die Schlüsselfunktion des Insulins angewiesen

So wird der Blutzuckerspiegel angehoben

→ Aufnahme von Glukose aus dem Darm, vorausgesetzt, man nimmt Kohlenhydrate zu sich
→ Abbau von Glykogen zu Glukose (nur aus der Leber möglich, Muskelglykogen wird vor Ort verbraucht, gelangt nicht in das Blut)
→ Neubildung von Glukose aus verschiedenen Ausgangsstoffen

Basiswissen: Was ist Diabetes?

Blutzuckerspiegel ständig pedantisch überwacht, um entsprechend reagieren zu können – biologisch eine absolute Meisterleistung.

Folgen der Insulinresistenz

Ein Warnsignal, das oft unentdeckt bleibt, ist die Insulinresistenz – d. h., Insulin ist zwar vorhanden, aber weniger wirksam. Die Insulinresistenz gilt als erstes Anzeichen für eine erbliche Veranlagung zum Diabetes Typ 2. Sie bereitet zunächst keine Beschwerden und lässt sich auch nicht über den Blutzuckerspiegel nachweisen, weil die Bauchspeicheldrüse mit einer erhöhten Insulinproduktion noch gegensteuern kann. Aber je länger dieser Zustand anhält, desto gravierender sind die Folgen.

Weil ständig viel Insulin im Blut zirkuliert, verstärkt sich die Fettsucht, denn Insulin hemmt den Fettabbau. Die Fähigkeit, Glukose nach den Mahlzeiten zu verdauen, ist nachweislich gestört (reduzierte Glukosetoleranz).

Weil das Insulin weniger wirksam ist, muss die Bauchspeicheldrüse immer mehr davon produzieren. Irgendwann kommt das Organ nicht mehr nach und reduziert deshalb die Insulinproduktion. Jetzt steigt der Blutzuckerspiegel an, der Diabetes ist manifest.

Ständig zu viel Zucker im Blut aber führt wiederum zu arteriosklerotischen Veränderungen an den Gefäßen – mit fatalen Folgen für Herz, Gehirn, Nieren und Augen. Bei einer Insulinresistenz besteht somit langfristig eine erhöhte Gefahr für die Gefäße.

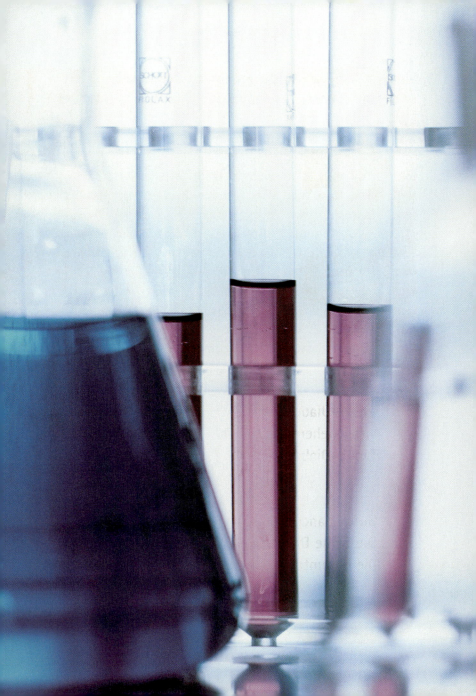

✓ Diagnose Diabetes

Typ-1-Diabetes	**16**
Viren stehen im Verdacht	17
Typ-2-Diabetes	**18**
Erbliche Faktoren zählen	18
Übergewicht und Insulinresistenz	18
Gute Chancen bei Früherkennung	19
Die frühe Diagnose ist möglich	**21**
Die Blutuntersuchung	21
Der Harntest	22

Typ-1-Diabetes

Diabetes hat verschiedene Ursachen – mal erblich angelegt und durch falsche Ernährung heraufbeschworen oder etwa durch ein Virus ausgelöst. Dieser Ratgeber behandelt die häufigsten Formen des Diabetes mellitus – Typ 1 und Typ 2.
Nur 10% aller Betroffenen sind Typ 1 zuzuordnen. Da es sich in der Regel um jüngere Menschen handelt, wird oft auch vom juvenilen (jugendlichen) Diabetes gesprochen. Anders als bei Typ 2 geht diese Form der Zuckerkrankheit in der Regel nicht mit Übergewicht einher.
Häufig beginnt die Erkrankung im Rahmen von Infektionen, dabei meist schlagartig und verläuft nicht selten sehr dramatisch. Deshalb wird der Typ-1-Diabetes auch entsprechend schnell erkannt. Ein absoluter Insulinmangel ist schuld an dem Geschehen. Man hat heute klare Hinweise dafür, dass die Ursache in einem so genannten Autoimmunprozess zu suchen ist, also in einer Erkrankung, bei der sich das Immunsystem fehlgeleitet gegen körpereigene Zellen richtet. Fatalerweise sind das in diesem Fall die insulinproduzierenden Beta-Zellen der Bauchspeicheldrüse. Die Abwehrzellen des Immunsystems verwechseln sie mit gefährlichen Feinden, greifen sie an und zerstören sie. Ein Prozess, der längere Zeit unbemerkt bleibt: Erst wenn 80% der Beta-Zellen zerstört sind, bricht der Diabetes mit schwersten Symptomen aus. Die Folge: Betroffene müssen ab sofort Insulin spritzen, und das ihr Leben lang. Deshalb nennt man diese Form auch den insulinabhängigen Diabetes.

Diagnose Diabetes

Die Rolle des Immunsystems

Eine wichtige Rolle für die Veranlagung zu einem Typ-1-Diabetes scheinen die HLA-Faktoren zu spielen – spezielle Merkmale auf der Zelloberfläche. Mit ihrer Hilfe kann das Immunsystem so zwischen körpereigen und körperfremd unterscheiden. Bei über 95 % aller Typ-1-Diabetiker konnten die HLA-Faktoren DR3 und DR4 nachgewiesen werden – eine genetisch bedingte Konstellation, die ein erhöhtes Risiko darstellt, am Typ 1 zu erkranken.

Aber: 90 % aller Träger dieser Konstellation bleiben ein Leben lang unbehelligt. Es muss also noch andere Krankheitsauslöser geben.

Viren stehen im Verdacht

Was genau die fehlgeleitete Immunreaktion auslöst, konnte noch nicht eindeutig geklärt werden. Bestimmte Viren scheinen eine Rolle zu spielen, etwa solche, die Infektionen wie Grippe, Mumps oder Röteln auslösen, oder die weniger bekannten Coxsackie-Viren, die u. a. eine Hirnhautentzündung verursachen können.

Coxsackie-Viren ähneln in ihrer Eiweißstruktur den insulinproduzierenden Beta-Zellen. Kommt es ganz schlimm, verwechselt das Immunsystem Virus und Beta-Zelle und greift fälschlicherweise Letztere an. Doch viele Menschen machen eine Coxsackie-Infektion durch, ohne Diabetes zu bekommen. Es müssen also noch andere Risikofaktoren hinzukommen, die die Ausbildung eines gesunden Immunsystems beeinträchtigen.

Typ-2-Diabetes

Über 90% aller Diabetiker haben diese Form. Ihre Bauchspeicheldrüse ist grundsätzlich noch in der Lage, Insulin zu bilden. Verschiedene Ursachen bewirken aber, dass dies im Lauf der Zeit nachlässt. Oft vergehen fünf bis zehn Jahre, bis dieser Diabetes entdeckt wird.

Erbliche Faktoren zählen

Im Gegensatz zum Typ 1 spielt hier die erbliche Veranlagung eine größere Rolle. Leidet ein Elternteil am Typ-2-Diabetes, tragen die Kinder ein 40-prozentiges Risiko, auch zu erkranken; sind beide Eltern betroffen, gar 60-prozentig! In manchen vorbelasteten Familien ist daher fast jeder über 50 zuckerkrank. Doch selbst in diesen Fällen müssen meist erst noch weitere Risikofaktoren hinzukommen, bevor die Krankheit ausbricht. Faktoren, die auch einen bereits bestehenden Typ 2 gefährlich vorantreiben: Bewegungsmangel, ungesunde Ernährung, vor allem aber Übergewicht: 90% aller Typ-2-Diabetiker sind zum Zeitpunkt der Diagnose zu dick.

Übergewicht und Insulinresistenz

Starkes Übergewicht hat für Menschen generell schlimme Folgen, erst recht für jene mit einer Disposition zum Diabetes Typ 2. Hier fachen die Pfunde einen schlimmen Teufelskreis an, die Insulinresistenz, die in manchen Fällen auch schon bei normalem Körpergewicht zu finden ist. Das Insulin wird bei den Betroffenen immer unwirksamer:

Diagnose Diabetes

→ Die Insulinschlüssel funktionieren nicht mehr so gut; jetzt werden auf einmal »zwei Schlüssel im Schloss« benötigt.
→ Die Zielzellen reagieren viel langsamer auf das Insulin. Der Körper registriert einen vermeintlichen Zuckermangel in den Zellen und fordert sofort mehr Insulin an.
→ Die Bauchspeicheldrüse liefert das gewünschte Insulin. Folglich zirkulieren größere Mengen als gewöhnlich im Blut, was wiederum den notwendigen Fettabbau hemmt.

Ein teuflischer Kreislauf

Eine Zeit lang gelingt es dem Körper auf diese Weise, den Blutzuckerspiegel im Normbereich zu halten. Er versucht, mit einer größeren Menge Insulin die nachlassende Wirkung zu kompensieren. Doch das viele Insulin im Blut beeinflusst fatalerweise die Insulinrezeptoren, lässt die »Türschlösser« immer unempfindlicher werden.
Und so beginnt irgendwann ein dramatischer Endspurt: Das Hormon wird immer unwirksamer, die Bauchspeicheldrüse arbeitet auf Hochtouren dagegen an, bis die Beta-Zellen nach jahrzehntelanger Dauerproduktion förmlich ausbrennen und sich geschlagen geben. Die Insulinproduktion nimmt ab, der Blutzucker steigt dauerhaft an. Aus der Vorstufe des Diabetes ist eine manifeste Stoffwechselstörung geworden.

Gute Chancen bei Früherkennung

Für einen Typ-2-Diabetes, der in einem relativ frühen Stadium erkannt wird, sind die Chancen einer erfolgreichen Therapie außerordentlich gut. Besteht neben der Blutzuckererhöhung nämlich eine Insulinresistenz, kann diese in vielen Fällen wieder rückgängig gemacht werden: Durch eine Umstellung der Ernährung, mehr Bewegung und damit verbundener Gewichtsabnahme wird das im Körper produzierte Insulin wieder wirksamer und kann die Zuckerlast wieder besser bewältigen.

Mögliche Diabetessymptome

- Appetitlosigkeit
- Erhöhte Infektanfälligkeit
- Häufiges Wasserlassen
- Juckreiz der Haut
- Starker Durst
- Müdigkeit und Abgeschlagenheit
- Unerklärliche Gewichtsabnahme
- Mundtrockenheit
- Geschwächte Libido und Potenz
- Nachlassende Sehkraft
- Konzentrationsschwierigkeiten
- Wundheilungsstörungen

Unspezifische Symptome

Der Diabetes Typ 2 beginnt schleichend. Nach jahrelangem Zustand der Insulinresistenz kommt es irgendwann zu einer dauerhaften Erhöhung des Blutzuckerspiegels, die jedoch aufgrund ihrer sehr unspezifischen Symptome ebenfalls lange unentdeckt bleiben kann. Man schätzt, dass die Krankheit im Schnitt bis zum Zeitpunkt der Diagnose bereits fünf bis zehn Jahre bestanden hat. Das ist umso bedauerlicher, wenn man

Diagnose Diabetes

sich vor Augen hält, wie hilfreich frühzeitiges Erkennen und entsprechende Änderungen der Lebensweise sein können, um die Folgeschäden hinauszuzögern: ein paar Kilogramm abnehmen, dazu eine Ernährungsumstellung und mehr Bewegung sowie eventuell eine medikamentöse Therapie.

Die frühe Diagnose ist möglich

Wer eines oder mehrere der oben genannten Symptome an sich feststellt und dafür keine plausible Erklärung findet, sollte seinen Hausarzt aufsuchen. Es gibt verschiedene, unaufwändige Möglichkeiten, das Vorliegen eines Diabetes mit Sicherheit auszuschließen oder zu bestätigen.
Fast alle genannten Untersuchungen zur Blutzuckerbestimmung kann der Hausarzt durchführen. Dabei sollte er sich nicht auf die Blutglukosehandmessgeräte beschränken, die eine gewisse Fehlerquote aufweisen können. Bestehen Sie auf genaueren Blutuntersuchungen im Labor.

Die Blutuntersuchung

Um die aktuelle Glukosekonzentration im Blut zu messen, wird Ihnen in der Regel aus der Fingerkuppe oder dem Ohrläppchen ein Tropfen Blut entnommen und sofort analysiert.

Glukosetoleranztest

Auch wenn sich Ihr Blutzuckerspiegel im Normbereich befindet: Unter Umständen wird der Arzt zusätzlich diesen Test anordnen. Voraussetzung für den oralen Glukosetoleranztest (OGTT): Der Patient hat sich zuvor mindestens drei Tage lang kohlenhydratreich ernährt und ist beim Test nüchtern.

Für die Untersuchung wird zunächst Blut zur Blutzuckerbestimmung abgenommen. Dann muss der Patient eine hochprozentige Zuckerlösung trinken, meist ein Standardgemisch. Nach zwei Stunden wird der Blutzucker noch einmal gemessen, um zu sehen, wie der Stoffwechsel des Betroffenen auf die »Zuckerbombe« reagiert. Dieser Test ist sehr wertvoll in der Frühdiagnostik.

Der Harntest

Eine einfache, aber weniger aussagekräftige Methode ist die Untersuchung des Harns auf seinen Zuckergehalt. Dazu wird zunächst ein spezieller Teststreifen in den Urin getaucht. Entsprechend des Zuckergehalts kommt es hierbei zu einer ablesbaren chemischen Farbreaktion. Daraus lassen sich Rückschlüsse auf den Zuckergehalt im Blut ziehen. Denn Zucker wird erst über den Harn ausgeschieden, wenn ein bestimmter, relativ hoher Blutzuckerwert überschritten ist.

Der Azetongehalt

Neben dem Harnzucker kann man auch den Azetongehalt des Urins überprüfen. Auch hier ist ein positives Ergebnis ein klares Alarmsignal. Denn Azeton im Urin weist auf einen massiven Fettabbau im Körper hin, der Azeton freisetzt. Der Körper kann keine Energie aus dem Zucker gewinnen und muss daher auf die Fettreserven zurückgreifen.

Diagnose Diabetes

Eine fatale Situation: Der Blutzucker ist zwar extrem hoch, doch weil Insulin fehlt oder wirkungslos geworden ist, kommt der Zucker nicht in die Zellen.

Messung des HbA_{1c}- und des Fruktosaminwerts

Nicht nur der jeweils aktuelle Blutzuckerwert ist von Interesse. Im Rahmen einer Therapie ist es für Arzt und Patient ebenso wichtig zu wissen, wie gut der Blutzucker in den letzten Wochen insgesamt eingestellt war. Der HbA_{1c}- und der Fruktosaminwert geben darüber Auskunft.

Folgenden Umstand macht man sich beim HbA_{1c}-Test zunutze: Glukose und der Farbstoff der roten Blutkörperchen, das Hämoglobin, gehen zu einem gewissen Prozentsatz eine unlösliche Verbindung ein. Beim gesunden Menschen sind etwa 6% des Hämoglobins »verzuckert«, beim Diabetiker aufgrund des erhöhten Blutzuckerspiegels deutlich mehr; der Wert kann auch über 10% liegen. Weil diese Verzuckerung nicht rückgängig zu machen ist, sondern so lange besteht, wie das rote Blutkörperchen lebt (etwa 120 Tage), eignet sich der Test als Messinstrument für den Langzeitzuckerspiegel und hilft bei der Überprüfung der Einstellung. Als Diabetiker, insbesondere Typ 1, sollte man darauf bestehen, dass dieser Test regelmäßig durchgeführt wird, für den nur etwa fünf Milliliter Blut notwendig sind. Ähnlich wie die Messung des HbA_{1c}-Werts beruht auch der Nachweis von Fruktosamin auf der Verzuckerung von Substanzen; in diesem Fall handelt es sich jedoch um Eiweiße. So erhält man Aussagen über die durchschnittlichen Blutzuckerwerte der letzten acht Tage.

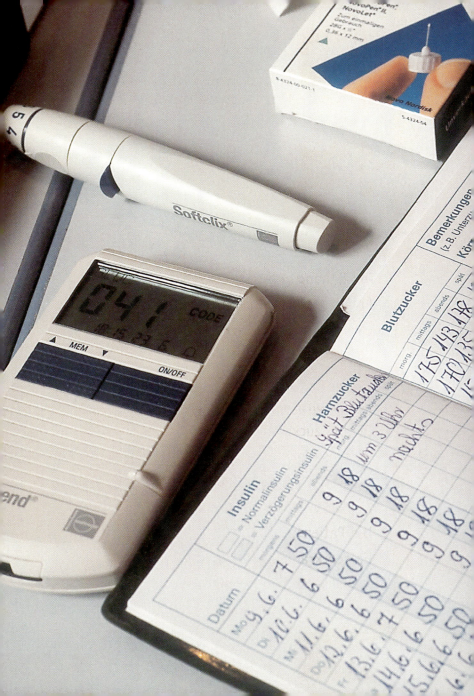

✓ Die richtige Therapie

Die Behandlung mit Antidiabetika	**26**
Antidiabetika zur oralen Einnahme	32
Insulin – Wundermittel aus der Spritze	**35**
So spritzen Sie richtig	44
Die Diabeteseinstellung	**50**
Selbstkontrolle für Typ-1-Diabetiker	**51**
Die Blutzuckermessung	53
Was ins Diabetestagebuch gehört	57
Selbstkontrolle für Typ-2-Diabetiker	**58**
Die Untersuchung durch den Arzt	**59**
Die Patientenschulung	**64**
Folgeerkrankungen	**65**
Der kranke Diabetiker	**79**

Die Behandlung mit Antidiabetika

Orale Antidiabetika sind Tabletten, die den Blutzuckerspiegel senken, indem sie beispielsweise die Insulinproduktion fördern. Zurzeit sind in Deutschland fünf entsprechende Substanzgruppen zugelassen: Alpha-Glucosidasehemmer, Metformin, Sulfonylharnstoffe, Glinide und Insulinsensitizer. Sie bewirken auf unterschiedliche Weise eine Normalisierung des Blutzuckers und sind meist mit nur wenigen Nebenwirkungen verbunden.

Die Alpha-Glucosidasehemmer

Glucosidasen sind Enzymkomplexe, die Mehrfachzucker spalten, damit diese im Dünndarm verwertet, also aus der Nahrung in das Blut aufgenommen werden können.

Verlangsamt die Zuckeraufnahme

Der Alpha-Glucosidasehemmer Acarbose beispielsweise ähnelt in seiner Struktur den Kohlenhydraten; diese Ähnlichkeit machen sich die Mediziner zunutze: Acarbose kann sich nämlich an die Glucosidasen binden und sie so blockieren. Die Glucosidasen verwechseln Acarbose sozusagen mit echten Kohlenhydraten.

Die Einnahme von Alpha-Glucosidaseninhibitoren führt also dazu, dass ein Teil der Glucosidasen im Dünndarm durch das Medikament belagert wird. Dadurch wird die mit dem Essen aufgenommene Stärke wesentlich langsamer aufgespalten. Die Folge: Weniger Zucker geht langsamer und gleichmäßi-

Die richtige Therapie

ger ins Blut über. Das Insulin kann seine Aufgabe ganz in Ruhe nach und nach erfüllen und wird nicht durch einen plötzlichen Anstieg des Blutzuckers überfordert.

Zur Therapieergänzung

Alpha-Glucosidasehemmer werden gern als ergänzende Therapie zur Nahrungsumstellung oder zu einer Insulinbehandlung verschrieben, da sie erhöhte Blutzuckerwerte, die unmittelbar nach dem Essen auftreten, absenken. Die Verdauung von Einfachzuckern – wie Trauben-, Frucht- und Milchzucker – und ihre Aufnahme ins Blut werden nicht behindert, weil diese nicht mehr aufgespalten werden müssen. Das ist ein weiterer Vorteil der Acarbose: Die Gefahr einer Unterzuckerung ist recht gering.

Mögliche Nebenwirkungen

Die einzigen Nebenwirkungen, die das Medikament nach sich zieht, sind lästig, aber wenig gravierend: Es kann zu Blähungen und Durchfällen führen, da mehr Kohlenhydrate als bisher unverdaut in den Darm gelangen – als hätten wir zu schnell oder zu viel gegessen. Diese müssen nun vor der Ausscheidung durch Darmbakterien gespalten werden. Dieser Vorgang setzt Säure und Gase frei, die vor allem am Anfang der Therapie ein Völlegefühl und Blähungen verursachen. Es ist daher empfehlenswert, die Behandlung langsam anzugehen, was die Ärzte anschaulich als einschleichend bezeichnen: Der Körper gewöhnt sich zunächst an das Medikament, bevor man die Dosis erhöht.

Das Biguanid Metformin – ein Allroundtalent

Biguanide sind Stoffe, die an verschiedenen Stellen in den Glukosestoffwechsel eingreifen, nämlich in der Leber, der Muskulatur und am Übergang zwischen Dünndarm und Blut:
→ Sie hemmen die Freisetzung von Zucker aus der Leber.
→ Sie verbessern die Aufnahme von Zucker aus dem Blut in das Muskel- und Fettgewebe.
→ Sie verlangsamen die Aufnahme von Zucker aus dem Darm in den Blutkreislauf.

Alle drei Komponenten reduzieren die Konzentration von Zucker im Blut. Ein weiterer Gewinn dieser Wirkstoffgruppe ist seine fettabbauende Wirkung und die Senkung erhöhter Blutfette. Darüber hinaus kommt es zu weiteren positiven Effekten, die einer Arteriosklerose vorbeugen.

Nur bedingt verträglich

In Deutschland ist nur noch ein einziger Wirkstoff dieser Gruppe zugelassen, das Metformin. Alle anderen wurden 1978 vom Markt genommen, da sie gesundheitlich nicht unbedenklich waren. Tatsächlich bringt auch Metformin einige Nebenwirkungen mit sich, die es für vier von fünf Diabetikern wenig empfehlenswert macht. Es sollte daher nur nach genauer Untersuchung verschrieben werden. Für Patienten mit Nierenschäden ist Metformin beispielsweise ungeeignet, da das Medikament über die Nieren ausgeschieden wird. Auch bei Leberschäden und schweren Herz-Kreislauf-Störungen verbietet sich die Anwendung, da mit der Zucker- auch die Nährstoffaufnahme aus dem Blut gehemmt ist.

Die richtige Therapie

Eines der meistverwendeten Antidiabetika

Sind gewisse Risikofaktoren jedoch ausgeschlossen, eignet sich Metformin sehr gut als orales Antidiabetikum, besonders für übergewichtige Typ-2-Diabetiker, denn es begünstigt die Gewichtsabnahme. Metformin gehört zu den weltweit am häufigsten eingesetzten oralen Antidiabetika. Gewisse Magen-Darm-Unverträglichkeiten (wie etwa leichte Schmerzen oder Durchfall) zu Beginn der Therapie sind möglich. Deshalb sollte die Behandlung auch hier in langsam aufbauenden Dosierungsschritten durchgeführt werden.

Sulfonylharnstoffe – Insulin wird freigesetzt

1954 kamen erstmals Medikamente mit Sulfonylharnstoffen auf den Markt und läuteten eine neue Ära der Diabetestherapie ein. Im Gegensatz zu den beiden bereits beschriebenen Antidiabetikagruppen beeinflussen sie nicht die Zuckeraufnahme ins Blut, sondern stimulieren die Freisetzung von Insulin durch die Beta-Zellen der Bauchspeicheldrüse. Eine solche Therapie hat selbstverständlich nur Sinn, wenn der Körper überhaupt noch in der Lage ist, Insulin zu produzieren, wie es bei Diabetes Typ 2 der Fall ist. Bei Typ 1 können sie nichts ausrichten.

Medikamente mit Sulfonylharnstoffen werden verschrieben, wenn die Insulinproduktion des Patienten spürbar nachlässt, was meist nach einer längeren Krankheitsdauer von Typ 2 (10, 15 oder auch 20 Jahre) eintritt. Die Bauchspeicheldrüse wird durch Sulfonylharnstoffe quasi »ausgepresst«. Die Insulinproduktion selbst wird aber nicht gesteigert.

Risiko Unterzuckerung

Die gefährlichste Nebenwirkung der Sulfonylharnstoffe ist eine Unterzuckerung durch die plötzliche Erhöhung des Insulinspiegels. Zur Erinnerung: Das Insulin bewirkt die Einschleusung des Zuckers in die Körperzellen. Hypoglykämie bedeutet, dass die Konzentration des Zuckers im Blut eine bestimmte Schwelle unterschritten hat und körperliche Beeinträchtigungen auslöst. In schweren Fällen führt die Unterzuckerung zum hypoglykämischen Schock mit Bewusstlosigkeit und Krämpfen. Um einer überschießenden Blutzuckersenkung vorzubeugen, beginnt man auch die Therapie mit Sulfonylharnstoffen in sehr geringen Dosen.

Besonders günstig sind Sulfonylharnstoffe der dritten Generation. Sie können in sehr niedrigen Dosen verabreicht werden, sodass auch die Gefahr unerwünschter Nebenwirkungen, etwa einer Unterzuckerung, abnimmt. Bei dem Mittel Glimepirid beispielsweise genügt eine Tablette täglich vor dem Frühstück, damit die Insulinzufuhr für die nächsten 24 Stunden geregelt ist. Ein weiterer Vorteil: Es reagiert auf die Nährstoffzufuhr. So wird nur dann Insulin freigesetzt, wenn es auch wirklich gebraucht wird.

Neuere Wirkstoffe – Glinide

Repaglinide sind die ersten Vertreter einer völlig neuen Substanzklasse auf dem Markt. Sie stimulieren die Insulinabgabe der Bauchspeicheldrüse. Ihre Wirkung entfalten sie, indem sie sich, ähnlich wie die Sulfonylharnstoffe, an die Beta-Zellen des Pankreas binden. Da sie die extrem niedrige Halb-

Die richtige Therapie

wertzeit von einer Stunde haben (d. h. der Wirkstoff baut sich innerhalb einer Stunde um die Hälfte ab, in der nächsten Stunde wiederum um die Hälfte der Hälfte usw.), ist die Gefahr einer Unterzuckerung wesentlich geringer.

Der große Vorteil der Repaglinide ist, dass sie sehr schnell und kurzfristig wirken. Man kann sie daher mahlzeitenbezogen dosieren. Der Diabetiker wird damit freier in seiner Nahrungsaufnahme: Er kann einzelne Mahlzeiten verschieben oder sogar ganz auslassen, ohne dass der Blutzuckerhaushalt völlig durcheinander gerät.

Da die Substanzklasse erst vor kurzem auf dem Markt zugelassen wurde, liegen noch keine allgemein gültigen Untersuchungen über ihre Wirksamkeit vor.

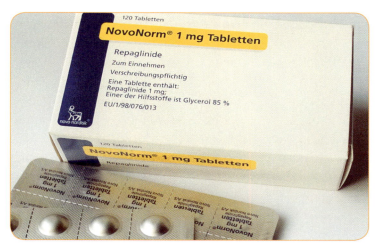

Halten Sie sich auf dem Laufenden, was neue Präparate angeht, damit Ihre Therapie immer weiter optimiert werden kann.

Antidiabetika zur oralen Einnahme

Alpha-Glucosidasehemmer

Blutzuckersenkende Wirkung Der Blutzucker ist erfahrungsgemäß nach dem Essen um 40 bis 60 mg/dl niedriger. Der HbA_{1C}-Wert sinkt längerfristig um durchschnittlich 0,5 bis 1 %.

Dosierung Einschleichend mit dreimal 50 Milligramm pro Tag beginnend. Dreimal 100 Milligramm gelten als Maximaldosis.

Anwendung Geeignet bei einer Nahrungsumstellung oder in Kombination mit anderen oralen Antidiabetika oder Insulin für Diabetiker Typ 2, seltener Typ 1. Acarbose muss mit dem ersten Bissen der Nahrung aufgenommen werden, damit der Wirkstoff und die Kohlenhydrate zum gleichen Zeitpunkt in den Dünndarm gelangen. Wurde die Einnahme vergessen, kann sie noch bis zu einer Viertelstunde nach dem Essen nachgeholt werden. Nicht geeignet für Menschen, die viel Fleisch und Fett, aber wenig Kohlenhydrate essen, da Acarbose dann kaum etwas ausrichten kann.

Metformin

Blutzuckersenkende Wirkung Der Blutzucker wird erfahrungsgemäß um 50 bis 70 mg/dl gesenkt. Der HbA_{1C}-Wert geht um 1 bis 1,5 % zurück, die Gefahr einer Unterzuckerung ist ausgeschlossen.

Dosierung Einschleichend von täglich 500 Milligramm bis maximal dreimal am Tag 850 Milligramm.

Anwendung Als Ergänzung zu einer gemäßigten Nahrungsumstellung, um u. a. den Fetthaushalt zu normalisieren. Mit den Mahlzeiten oder danach einzunehmen.

Gegenanzeigen Nicht verschrieben werden darf das Medikament bei Erkrankungen der Leber oder der Nieren, bei Herzschwäche, bei einer Kalorienaufnahme unter 1000 Kilokalorien am Tag (Reduktionsdiät), bei akuten Erkrankungen oder in der Schwangerschaft.

Sulfonylharnstoffe

Blutzuckersenkende Wirkung Der Blutzucker wird deutlich, aber individuell unterschiedlich gesenkt. Der HbA_{1C}-Wert geht um durchschnittlich 1 bis 1,5% zurück.

Dosierung Eine einschleichende Dosierung reduziert das Risiko einer Unterzuckerung, nur bei Überdosierung besteht die Gefahr einer Unterzuckerung. Die Maximaldosis unterscheidet sich jeweils von Präparat zu Präparat.

Anwendung Geeignet für schlanke Diabetiker mit niedriger Insulinproduktion. Für übergewichtige Typ-2-Diabetiker erst im fortgeschrittenen Stadium bei deutlich abnehmender Insulinproduktion bzw. gesteigerter Insulinresistenz, auch in Kombination mit anderen oralen Antidiabetika und Insulin.

Manche Präparate müssen eine halbe Stunde vor dem Frühstück und dem Abendessen eingenommen werden, bei anderen genügt es, täglich eine Dosis zu schlucken.

Insulinsensitizer

Blutzuckersenkende Wirkung Beste Wirkung in Verbindung mit anderen Medikamenten oder gespritztem Insulin. Der HbA_{1C}-Wert kann um mehr als 1% zurückgehen – bei rund einem Drittel der ursprünglich notwendigen Insulindosis.

Dosierung Täglich 400 bzw. 600 Milligramm unabhängig von den Mahlzeiten.

Anwendung Wenn die Insulinproduktion bei Typ-2-Diabetikern bereits deutlich zurückgegangen ist und schon mit Sulfonylharnstoffen behandelt oder Insulin gespritzt wird.

Neuere Wirkstoffe – Insulinsensitizer

Sensitizer, die Empfindlichmacher, sind eine neue Gruppe von Antidiabetika: Diese Stoffe vermindern die Insulinresistenz, stellen also einen Teil der ursprünglichen Empfindlichkeit des Gewebes und der Wirksamkeit des Hormons wieder her. Und sie verbessern die Aufnahmefähigkeit von Glukose durch die Muskeln. Ihre Wirkung beschränkt sich nicht nur auf die Konzentration von Zucker im Blut, sondern auch auf die der Blutfette: Die Triglyzeride werden in einfache Fettsäuren aufgespalten und können damit von den Körperzellen aufgenommen und verarbeitet werden.
Der Sensitizer Rosiglitazon wurde im Juli 2000 in Deutschland eingeführt. Er senkt den Blutzuckerspiegel erheblich, wirkt positiv auf die Blutfette und den Cholesterinspiegel, birgt dabei aber nicht die Gefahr einer Unterzuckerung. Eine zweite Verbindung, Pioglitazon, wurde ebenfalls zugelassen.

In der richtigen Kombination liegt der Erfolg

Die Kunst einer erfolgreichen Diabetestherapie ist die möglichst optimale Einstellung des Blutzuckers. Die Kombination verschiedener Medikamente verstärkt nicht nur die blutzuckersenkende Wirkung, sondern kann auch möglicherweise gegenläufige Nebenwirkungen aufheben, wie etwa die Gewichtszu- oder -abnahme.
Angestrebtes Ziel einer Therapie mit oralen Antidiabetika ist es, den HbA_{1c}-Wert auf unter 7,5, möglichst 6,9 % zu senken. Harnzucker, Blutfette, Körpergewicht, Blutdruck und Cholesterinspiegel sollen auf ein normales Niveau gebracht werden.

Die richtige Therapie

Wer nur auf einen einzigen Wirkstoff setzt und diesen bis zu seiner höchstmöglichen Dosis ausreizt, riskiert erhebliche Nebenwirkungen. Eine Kombination aus Metformin und Acarbose eignet sich beispielsweise gut für übergewichtige Typ-2-Diabetiker.

Mehr als zwei, höchstens drei verschiedene Medikamente sollten allerdings nicht gleichzeitig eingesetzt werden.

Insulin – Wundermittel aus der Spritze

Bis Anfang des 20. Jahrhunderts bittere Realität: Für an Diabetes erkrankte Menschen gab es keine Behandlungsmöglichkeiten. Sie waren dem sicheren Tod geweiht und starben langsam und qualvoll im diabetischen Koma. Umso deutlicher wird, welche enorme Erlösung die Entdeckung des Insulins bedeutete: Innerhalb weniger Wochen nach der ersten Insulininjektion nahmen die Patienten bereits deutlich zu und durften wieder auf ein halbwegs normales Leben hoffen. Seitdem läuft die Forschung auf Hochtouren; vor allem die Fortschritte der letzten Jahre haben zu einer Fülle an Insulinpräparaten unterschiedlicher Gruppen geführt.

Herstellung und Aufbau

Früher behandelte man insulinabhängige Diabetiker hauptsächlich mit einem natürlichen Extrakt, den man aus der Bauchspeicheldrüse von geschlachteten Rindern oder Schweinen gewann.

Erst seit den 1980er Jahren wird das Hormon synthetisch hergestellt.

Insulin besteht wie alle Hormone aus zwei ineinander verdrehten Ketten aus Aminosäuren, den kleinsten Bausteinen von Eiweißen. Die beiden Stränge, die A-Kette und die B-Kette, sind an einigen Stellen durch Schwefelbrücken miteinander verbunden. Die tierischen Insuline unterscheiden sich an einem bzw. drei Eiweißbausteinen vom Humaninsulin. Das war auch der Grund, warum es früher, als ausschließlich von Rindern und Schweinen gewonnenes Insulin gespritzt wurde, häufig zu Unverträglichkeiten und Abwehrreaktionen des Organismus kam.

Die Anwendung von tierischem Insulin ist stark zurückgegangen – auf unter 10 % in Deutschland –, seit man Humaninsuline synthetisch herstellen kann.

Wirkdauer der Insuline

Neben der Art ihrer Gewinnung werden Insuline auch nach ihrer Wirkdauer und ihrer Wirkweise, dem so genannten Wirkprofil, unterschieden. Dabei teilt man die Substanzen den folgenden drei Gruppen zu: sehr kurz wirksames Insulin, Normalinsulin und Verzögerungs- bzw. Depotinsulin.

Sehr kurz wirksames Insulin

Eine Neuentwicklung auf dem Markt sind die besonders schnell und kurz wirksamen Insuline. Analoginsulin ist ein künstlich hergestelltes, dem Humaninsulin ähnliches Präparat, bei dem zwei Aminosäuren miteinander vertauscht sind.

Die richtige Therapie

Es wirkt bereits etwa zehn Minuten nach der Zufuhr, weshalb – anders als beim Normalinsulin – kein Spritz-Ess-Abstand eingehalten werden muss. Der Wirkungshöhepunkt ist nach ca. einer Stunde erreicht. Dafür lässt die Wirkung auch schnell wieder nach – bereits zwei bis drei Stunden nach der Injektion. Mit dem Analoginsulin (einziges Präparat zurzeit ist Humalog®; Stand Frühjahr 2006) kann der Patient mit angepassten Gaben relativ punktgenau auf sein individuelles Essverhalten und den entsprechenden Insulinbedarf reagieren.

Normalinsulin (Altinsulin)

Unter diese Insulinart fallen alle kurz wirksamen Insuline. Sie wirken relativ rasch, etwa nach 15 bis 30 Minuten, ihren Wirkungshöhepunkt erreichen sie nach ca. zwei Stunden. Nach vier bis sechs Stunden lässt die Wirkung wieder nach. Wer ausschließlich mit kurz wirksamem Insulin behandelt wird, muss sich jeden Tag entsprechend vier bis fünf Injektionen setzen, und zwar jeweils zwischen 10 und 20 Minuten vor dem Essen.

Verzögerungs- und Depotinsuline

Das sind mittel- bis langfristig wirksame Insuline, denen verschiedene Verzögerungssubstanzen zugesetzt sind, z. B.:
→ NPH(Neutrales Protamin Hagedorn)-Insuline mit dem Verzögerungswirkstoff Protamin
→ Zinkinsuline mit dem Verzögerungswirkstoff Zink
→ Depotinsuline mit der Verzögerungssubstanz Surfen
Sie bewirken, dass das Insulin langsamer aus dem Gewebe in

die Blutbahn gelangt – die Wirkung aus diesem Depot tritt erst nach ein bis zwei Stunden ein. Deshalb müssen Verzögerungsinsuline schon ungefähr eine Dreiviertelstunde vor dem Essen gespritzt werden. Die Wirkdauer ist dafür aber umso länger, rund vier bis acht Stunden, je nach Höhe der Dosierung aber auch bis zu 24 Stunden.

Mischinsuline

Diese Kombination aus Normal- und Verzögerungsinsulinen gibt es als fertige Mischungen zu verschiedenen Anteilen als Fertigspritzen im Handel. Sie können aber auch selbstständig gemischt und damit genau den Bedürfnissen des einzelnen Patienten angepasst werden, was meist empfehlenswerter ist: Individuelle Schwankungen im Stoffwechselhaushalt und Tagesablauf lassen sich genauer berücksichtigen.

Pillen, Pflaster und Sprays

Gemeinsam ist den meisten Insulinen, dass sie ausschließlich als Injektion in das Fettgewebe oder (in Notfällen und nur durch den Arzt) direkt in die Vene verabreicht werden können. Die bisher bekannten Insuline bestehen aus Ketten kleinster Eiweißbausteine, die in Magen und Darm sofort zersetzt würden, wollte man sie wie andere Tabletten schlucken. Eine internationale Forschergruppe hat jedoch mittlerweile eine Substanz entdeckt, die möglicherweise in einigen Jahren als »Insulinpille« eingesetzt werden kann – das Extrakt eines Pilzes aus den Regenwäldern des Kongo. Israelische Wissenschaftler wiederum experimentieren an neuen Verabreichungsformen des herkömmlichen Insulins. Besonders Erfolg versprechend dabei ist ein Insulinpflaster, durch das der Wirkstoff kontinuierlich durch die Haut ins Blut abgegeben werden soll, oder so genannte Insulinsprays. Sprechen Sie mit Ihrem Arzt über die verschiedenen Darreichungsformen.

Insulin spritzen – was, wann, wie?

»Also gut«, wird sich der Diabetesanfänger optimistisch sagen, »ich muss eben einfach nur dafür sorgen, dass immer Insulin auf Vorrat im Körper ist. Dann spritze ich jeweils vor dem Essen ein mehrstündig wirksames Insulin und komme auf diese Weise gut durch den Tag und die Nacht!« Aber so einfach ist es leider nicht.

Der Insulinspiegel eines Diabetikers reagiert auf jede noch so kleine Änderung des Blutzuckerspiegels. Und der schwankt bei allem, was wir im Lauf des Tages tun: essen und trinken, Sport, körperliche und geistige Betätigung, Stress und Entspannung. Genaue Selbstbeobachtung und schnelles Reagieren auf Änderungen der Blutzuckerkonzentration sind immer noch die einzige Methoden für Diabetiker, Unter- und Überzuckerung zu vermeiden. Dennoch gibt es bestimmte Behandlungsschemata, an denen sich die individuelle Insulintherapie orientieren kann.

Die konventionelle Therapie

Früher war es üblich, Diabetikern die Zwei-Spritzen-Therapie zu empfehlen. Heute gilt sie für Diabetiker Typ 1 als überholt. Die konventionelle Insulintherapie eignet sich nur für Typ-2-

Diabetiker, die bei fortschreitender Krankheit Insulin spritzen müssen, weil orale Antidiabetika nicht mehr reichen – immer in Kombination mit gesunder Ernährung und vernünftiger Lebensführung.

Die intensivierte Therapie

Die ICT, Funktionelle Insulintherapie oder Basis-Bolus-Therapie gilt heute als Therapie der Wahl bei Typ-1-Diabetikern. Mit drei, besser vier über den Tag verteilten Injektionen von unterschiedlich lang wirksamen Insulinen ist sie variabler als die konventionelle Therapie.

Dabei injiziert sich der Diabetiker morgens und mittags vor der Hauptmahlzeit sowie vor dem Abendessen und nach der letzten Zwischenmahlzeit gegen 23 Uhr jeweils verschiedene Insulindosen. So erreicht man in der Regel einen stabileren Blutzuckerspiegel, als es mit weniger Spritzen am Tag möglich ist.

Die intensivierte Therapie bietet große Vorteile:

→ Folgeschäden kann sehr wirksam vorgebeugt und begegnet werden.

→ Zwischenmahlzeiten können entfallen.

→ Die Essenszeiten und die Essensmenge können (in Grenzen) variabel gestaltet werden.

→ Der Tagesablauf kann an unterschiedliche Bedürfnisse flexibel angepasst werden.

→ Die Einstellungsergebnisse (HbA_{1c}-Werte) sind deutlich besser als mit der konservativen Insulintherapie (z. B. mit zwei Spritzen).

Die richtige Therapie

Finden Sie Ihre persönliche Idealtherapie

Zu Beginn der Behandlung wird zunächst der für den Patienten optimale Blutzuckerwert festgelegt, den es mit der Therapie zu erzielen gilt. Wie hoch dieser ist, variiert je nach Alter, Körpergewicht und Lebenssituation des Patienten; in der Regel wird er sich um 100 mg/dl im nüchternen Zustand bewegen, bei Schwangeren deutlich darunter. Dieser Wert muss vor jeder Mahlzeit erreicht sein, ansonsten wird die Therapie geändert.

Die vorgestellten Schemata sind lediglich ein Grundmuster, wie eine Insulintherapie angelegt sein kann. Als Diabetiker müssen Sie gemeinsam mit Ihrem Arzt erarbeiten, wie das individuelle Vorgehen bei Ihnen aussehen muss, damit es seinen Zweck erfüllt (d. h. die Blutzuckerregulierung), aber auch Ihren persönlichen Bedürfnissen, Lebensgewohnheiten und physischen Voraussetzungen entspricht. Besonders am Anfang kann das große Probleme machen. Eine große Portion Geduld ist notwendig.

Und natürlich müssen Sie sich erst mit der Wirkung des Insulins bzw. den Reaktionen Ihres Körpers vertraut machen. Das fällt Menschen unterschiedlich leicht: Während die einen Diabetiker ihr Leben lang messen und kontrollieren müssen, um zu einer halbwegs gesunden Einstellung zu kommen, entwickeln andere mit der Zeit ein Gespür für Beginn und Ende der Insulinwirkung. Sie nehmen die Insulinaufnahme ins Blut nach der Injektion als körperliches Gefühl wahr und spüren, wenn die Wirkung wieder nachlässt. Trotzdem sind Messungen unerlässlich.

Spritzen, Pens und Pumpe – Sie haben die Wahl

Grundsätzlich stehen drei Möglichkeiten zur Verfügung, um das benötigte Insulin anzuwenden: Insulinspritzen, Insulin-Pens oder die Insulinpumpe. Alle drei Methoden müssen vor der Benutzung unter Aufsicht erlernt und erprobt werden. Mit etwas Übung sind sie alle ähnlich gut zu handhaben. Doch nicht jede Methode ist für jeden Diabetiker geeignet.

Spritzen – die traditionelle Methode

Obwohl man bis vor einigen Jahren keine andere Methode der Insulingabe als die Injektion kannte, hat die Spritze entschieden an Bedeutung verloren. Das umständliche Aufziehen, die genaue Dosierung, das Einstechen mit einer Kanüle, das langsame Spritzen und anschließende Warten – all das geht mit den so genannten Pens (engl. pen = Stift) einfacher und schneller. Dennoch sollen Hinweise für die traditionelle Spritztechnik gegeben werden, da noch immer viele Diabetiker sie verwenden. Folgendes ist zu beachten:

→ Wählen Sie eine Spritze mit eingeschweißter Kanüle. Auch wenn es sich um Einmalspritzen aus Plastik handelt, können Sie diese bei sachgemäßer, sauberer Handhabung mehrmals verwenden. Vorteil dieser Spritzen ist u. a. ihre genaue Dosierungsmöglichkeit.

→ Wichtig ist die richtige Länge der Einstichkanüle, damit das Insulin auch ins Unterhautfettgewebe gelangt. In den darüber liegenden Hautschichten würde es nicht in ausreichender Menge in das Blut gelangen, im darunter liegenden

Die richtige Therapie

Muskel käme es zu schnell ins Blut. Um den unterschiedlichen Hautdicken von normalgewichtigen, übergewichtigen und schlanken Erwachsenen bzw. Kindern gerecht zu werden, gibt es Kanülen zwischen 5 und 12,7 Millimeter Länge.

→ Achten Sie darauf, in welcher Konzentration Ihr Insulin vorliegt. In Deutschland sind immer noch zwei verschiedene Konzentrationen auf dem Markt, nämlich U40 und U100. U steht dabei für Unit (engl. = Einheit). Die Angabe U40 bedeutet: 40 Internationale Einheiten (I. E.) pro Milliliter. U100 bedeutet: 100 I. E. pro Milliliter. In einer Insulinampulle mit zehn Milliliter Insulin in der Konzentration U40 sind zehnmal 40, also 400 I. E. Insulin. Zum Vergleich: Ein gesunder Mensch braucht pro Tag durchschnittlich 40 I. E. Insulin.

→ Am schnellsten gelangt Insulin in die Blutbahn, wenn es in die Bauchdecke injiziert wird. Weitere geeignete Stellen sind das Gesäß und die Oberschenkel; hier tritt die Wirkung etwas verzögert ein. Die Oberarme eignen sich weniger, da das Unterhautfettgewebe dünn ist und man versehentlich in den Muskel spritzen kann. Um Hautverhärtungen zu vermeiden, sollte man die Einstichfelder kontinuierlich wechseln. Eine Möglichkeit ist, jede neue Injektion einen Finger breit neben die vorhergegangene zu setzen und dabei langsam zu wandern. Möglich ist auch, jeweils am Morgen, Mittag und Abend die gleichen Einstichstellen zu wählen, dafür aber jede nur einmal täglich zu belasten.

→ Ziel sollte jedenfalls sein, eine möglichst große Kontinuität des Spritzens zu erreichen: Denn das Insulin braucht von verschiedenen Körperteilen unterschiedlich lange für seinen

So spritzen Sie richtig

1. Waschen Sie sich immer erst die Hände, um Ihr Handwerkszeug nicht mit eventuellen Bakterien zu verunreinigen. Die Einstichstelle zu desinfizieren ist bei normaler Körperhygiene hingegen nicht notwendig, da dem Insulin antibakterielle Substanzen beigesetzt sind.

2. Handelt es sich um ein Verzögerungs- oder Mischinsulin, rollen Sie die Ampulle mit der Flüssigkeit bzw. die Fertigspritze eine kurze Zeit zwischen den Händen, damit sich die Partikel verteilen. Wenn Sie verschiedene Insulinarten spritzen, beginnen Sie stets mit dem Normalinsulin, und lassen Sie erst dann das Verzögerungsinsulin folgen.

3. Soweit Sie nicht eine Fertigspritze benutzen, ziehen Sie in die Spritze zunächst so viel Luft auf, wie Sie später an Insulin spritzen möchten. Das erkennen Sie an den markierten Teilstrichen auf der Spritze. Diese Luft blasen Sie in die Ampulle, damit dort beim Absaugen kein Unterdruck entsteht. Schließlich entziehen Sie der Ampulle genau die benötigte Menge an Insulin. Dabei stellen Sie die Ampulle auf den Kopf: Die Spritze befindet sich unten, das Fläschchen oben. Bilden sich Luftblasen in der Spritze, klopfen Sie leicht auf das Glas, bis diese nach oben steigen. Dann können Sie die Luft in die Ampulle zurückdrücken (Abb. 1 und 2).

4. Überprüfen Sie noch einmal die aufgezogene Dosis.

5. Nehmen Sie dort, wo Sie die Spritze setzen wollen, die Haut zwischen Daumen und Zeigefinger Ihrer freien Hand, sodass eine Hautfalte entsteht. Führen Sie die Kanüle senkrecht ein, nicht seitlich oder schräg. Spritzen Sie das Insulin, während Sie die Hautfalte locker festhalten (Abb. 3).

Die richtige Therapie

6. Nach der Injektion diese Falte noch ca. zehn Sekunden halten, dann erst loslassen und die Spritze wieder herausziehen. So soll verhindert werden, dass zusammen mit der Kanüle auch Insulin austritt. Ein kleiner Blutstropfen dagegen ist kein Problem.

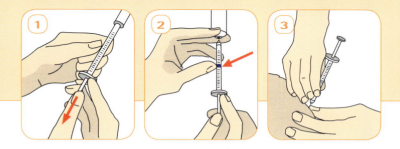

Weg ins Blut, der Blutzuckerspiegel reagiert also immer ein wenig anders.

Es gibt mittlerweile eine Reihe von Hilfsmitteln, die die Insulininjektion mit einer Spritze erleichtern. Dazu gehört z. B. ein Injektionsgerät, das das Mischen verschiedener Insuline erleichtert und die Nadel in einem schützenden Gehäuse verborgen hält. Ein auf die Spritze aufsteckbares Lupengehäuse vereinfacht das Ablesen der Skala und gibt Sicherheit bei der Dosierung – Vorteile, die Sie bei der sicheren Handhabung unterstützen und die Spritze ähnlich praktisch macht wie ihre jüngeren Brüder, die Insulin-Pens.

Pens – Insulinzufuhr per Knopfdruck

Seit einigen Jahren haben Spritzen und Fertigspritzen durch Insulin-Pens Konkurrenz bekommen. Genaue Statistiken gibt es nicht, aber Schätzungen zufolge benutzen in Deutschland bereits 70 % aller Insulin spritzenden Diabetiker Pens.

Insulin-Pens sehen wie normale Füllfederhalter aus. Sie beherbergen eine Patrone oder Kanüle mit Insulin, das in kleinen Dosen – je nach Hersteller in Schritten von ein oder zwei Einheiten – portioniert gespritzt werden kann. So einfach die Handhabung auch ist, muss der Umgang mit den Pens doch exakt erlernt werden, damit nicht versehentlich eine falsche Dosis gespritzt wird. Die Konzentration beträgt in allen Pens U100, also 100 I. E. Insulin auf einen Milliliter Flüssigkeit. Wenn der Pen mit einem Verzögerungs- oder Mischinsulin

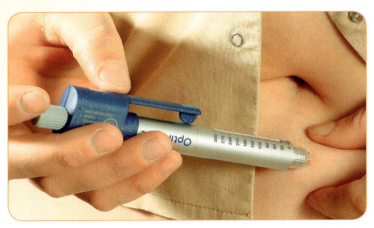

Der ganze Vorgang der Injektion geht mit dem Pen sekundenschnell. Die Dosierung des Insulins ist hier oft viel übersichtlicher und einfacher.

Die richtige Therapie

gefüllt ist, muss er vor der Injektion zwischen den Handflächen gerollt werden, um eine gründliche Durchmischung zu garantieren. Die Einstellung der Dosierung erfolgt je nach Hersteller unterschiedlich, meist durch eine leichte Drehung am Stiftende. Hier sind Insulineinheiten von 0 bis 40 oder mehr markiert. Dann wird die Nadel am vorderen Ende des Pens in die entsprechende Körperstelle an Bauch, Oberschenkel oder Po gestochen und, je nach Pen-Typ, per Knopfdruck oder Drehung die vorher bestimmte Dosis Insulin injiziert.
Da mittlerweile fast alle Herstellerfirmen von Insulinspritzen auch Pens anbieten, gibt es eine große Auswahl, die sich in der Höhe der Vorwahldosis, der Möglichkeit der Korrektur, der Restmengenerkennung und im Design unterscheiden.

Insulinpumpen – dauerhaft präzise Versorgung

Die Insulinpumpe ist ein kleines, batteriebetriebenes Gerät, kleiner als eine Zigarettenschachtel und leichter als eine Tafel Schokolade, das nahe am Körper getragen wird und mit diesem über einen dünnen Schlauch verbunden ist. Über eine eingeschweißte Nadel, die unter die Haut eingepflanzt wurde, wird das Insulin in das Unterbauchfett gespritzt. Die Nadel kann vom Patienten eigenhändig entfernt, gewechselt und danach wieder eingesetzt werden.

DOSIERUNG WIRD ELEKTRONISCH GESTEUERT Insulinpumpen müssen Tag und Nacht getragen werden: Mit ständigen, geringen Dosen an schnell wirksamem Normalinsulin sorgen sie für eine bedarfsgerechte Insulinversorgung. Mit Hilfe elektronischer Einstellungen lassen sich für verschiedene Tageszeiten unterschiedliche Basalraten programmieren (dieser Wert entspricht der Insulinmenge, die der Körper ohne Nahrungszufuhr benötigt; dabei zeigt er immer normale Blutzuckerwerte). Sie liegen im Durchschnitt zwischen 0,3 und 1,6 Insulineinheiten pro Stunde. Für die Mahlzeiten wird per Knopfdruck eine zusätzliche Insulindosis verabreicht, die den kurzzeitigen Ansturm an Kohlenhydraten auffangen soll. Diese Zusatzmenge nennt man Bolus.

Mit der Pumpe ist der Diabetiker in besonderem Maß in der Lage, seinen Insulinbedarf individuell den realen Essgewohnheiten, aber auch Unternehmungen und sportlichen Aktivitäten anzupassen. D. h. die Träger werden flexibler, und die Lebensqualität steigt – die sichere Beherrschung des Geräts vorausgesetzt.

IMMER GRIFFBEREIT HALTEN Die Insulinpumpe ist klein und unauffällig. Bei manchen Gelegenheiten ist es jedoch unumgänglich, das Gerät abzulegen, z. B. beim Duschen, Sport oder Sex. Für eine kurze Dauer von höchstens zwei Stunden ist das auch ganz unproblematisch. Länger sollte sich der Diabetiker allerdings nicht von seiner Pumpe trennen, da es schneller zur Überzuckerung kommen kann. Darauf muss der Patient unbedingt achten und bei Bedarf kleine Zusatzinjektionen durchführen.

Denkbar ist aber auch eine Kombination aus beiden Methoden, der Pumpe und dem Spritzen. Dann spricht nichts dagegen, die Insulinpumpe sogar für Tage und Wochen beiseite zu legen.

Die richtige Therapie

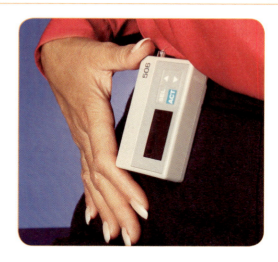

Sehr gut geeignet sind Insulinpumpen auch für Kinder und Jugendliche.

MÖGLICHE NEBENWIRKUNGEN Der Einsatz einer Insulinpumpe kann zu einer vorübergehenden Sehverschlechterung führen. Das reguliert sich aber wieder, sobald der Körper sich an die Umstellung gewöhnt hat. Andere Folgeerscheinungen der Pumpentherapie wie Hautreaktionen oder Entzündungen an der Einstichstelle können meist durch einen Tausch der Nadel oder des Pflasters behoben werden. In der Praxis wurden auch Schwellungen an den Beinen beobachtet, vor allem bei Mädchen und jungen Frauen. Wie diese so genannten Insulinödeme entstehen, ist bisher ungeklärt; umso sicherer ist man aber, dass sie völlig harmlos sind und nach wenigen Tagen wieder verschwinden.

FLEXIBLER LEBEN MIT DER PUMPE Besonders geeignet ist die Insulinpumpe für all diejenigen, die eher unregelmäßige Lebensgewohnheiten pflegen und diese trotz des Diabetes

nicht aufgeben wollen. Denn durch die optimierte Basiseinstellung und die bedarfsgerechte Bolusgabe wird es beispielsweise möglich, am Wochenende auszuschlafen.
Mit der Insulinpumpe gelingt es also, eine gleichmäßige und dem stoffwechselgesunden Menschen nahe kommende Blutzuckereinstellung zu erreichen – umso besser, je zuverlässiger der Patient durch regelmäßige Messungen und sorgfältige Programmierung und Anwendung der Insulinpumpe dazu beiträgt.

Die Diabeteseinstellung

Die Wahl des jeweiligen Insulins, die Entscheidung für oder gegen Mischinsuline, die genaue Dosierung, der Zeitplan für die Einnahme und die eventuelle Kombination der Insulingabe mit Antidiabetika; all das mag einen zunächst überwältigen – eine Menge Dinge müssen zügig entschieden werden. Arzt und Patient sollten daher gemeinsam herausfinden, welche Medikamente in welcher Dosierung und welcher Kombination der Krankheit individuell am besten begegnen. Diese so genannte Diabeteseinstellung ist eine große Herausforderung für den behandelnden Mediziner und kann sich durchaus eine Weile hinziehen, weil verschiedene Möglichkeiten erprobt werden müssen.
Daneben sollten für eine erfolgreiche Therapie auch eine gewissenhafte Selbstkontrolle des Patienten und eine intensive Schulung im Fach »Diabetes« gegeben sein.

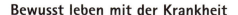

Bewusst leben mit der Krankheit

Diabetes erfordert viel Fürsorge des Patienten für sich selbst. Es ist unumstritten, dass die meisten Diabetiker trotz ihrer Krankheit ein ausgefülltes und produktives Leben führen können – dies allerdings unter der Voraussetzung, dass sie mit ihrer Krankheit leben – und nicht gegen sie.

Jede Diabetestherapie ist allerdings abhängig von der kontinuierlichen Kontrolle des Patienten, einerseits durch die selbstständige Prüfung seines jeweils aktuellen Blutzuckerspiegels und der genauen Führung eines Diabetikertagebuchs, andererseits durch regelmäßige Untersuchungen und Gesundheitskontrollen durch den behandelnden Arzt.

Selbstkontrolle für Typ-1-Diabetiker

Der Blutzucker jedes Menschen, auch jedes stoffwechselgesunden, schwankt im Lauf des Tages erheblich; sowohl der individuelle Biorhythmus als auch Körperaktivität und Ernährung tragen dazu bei. Als Diabetiker kommen Sie daher nicht umhin: Die regelmäßige Selbstkontrolle muss für Sie genauso selbstverständlich werden wie das Zähneputzen, und zwar mehrmals täglich. Nur wenn Sie den aktuellen Stand Ihres Blutzuckers kennen, können Sie auch auf ein bestehendes Ungleichgewicht reagieren: Sie spritzen sich die notwendige Dosis Insulin bzw. gleichen einen eventuellen Glukosemangel durch Aufnahme von Mehrfachzucker (beispielsweise Brot) oder Einfachzucker (beispielsweise Traubenzucker) aus.

Der Blutzuckertest

Der Blutzuckerselbsttest ist bislang die einzige Methode, mit der Diabetiker schnell, unkompliziert und mehrmals am Tag die genaue Höhe ihres Blutzuckerspiegels erkennen können. Das ist auch die entscheidende Grundlage für Ihre Therapie; er wird ein ständiger Begleiter für den Rest Ihres Lebens sein. Folgende Informationen gibt der Test:

→ Sie bestimmen nicht nur den aktuellen Blutzuckerspiegel, sondern Sie lernen Ihren Blutzuckerspiegel zu verschiedenen Tages- und Nachtzeiten und in verschiedenen Lebenssituationen kennen.

→ Nach einem längeren Beobachtungszeitraum und genauen Aufzeichnungen können Sie Rückschlüsse ziehen, wie Ihr Stoffwechsel auf verschiedene Aktivitäten und Lebenslagen reagiert und wie sich die Ernährung auswirkt.

→ Sie gewinnen Daten, die Ihnen und Ihrem Arzt als Entscheidungsgrundlage dienen: welche Therapieform am günstigsten ist, wie oft Insulin gespritzt werden muss und welche Mittel eingenommen werden sollen.

Für die Blutzuckerselbstkontrolle stehen heute zwei Methoden zur Verfügung, mit denen Sie ohne weitere Hilfsmittel schnell Ihren Blutzuckerspiegel selbst bestimmen können: die visuell ablesbaren Teststreifen und elektronische Messgeräte.

Blutzuckerteststreifen

Es wird ein Blutstropfen benötigt, der auf die Fläche des Teststreifens aufgebracht wird. Für den Einstich können Sie eine normale Kanüle oder eine Stechhilfe benutzen, mit der Sie

Die richtige Therapie

Die Blutzuckermessung

Was man bei den Teststäbchen beachten muss

→ Die Wartezeiten müssen eingehalten werden, sonst ist das Messergebnis ungenau.

→ Bei schlechten Lichtverhältnissen kann das Testergebnis nur schwer mit der Farbskala verglichen werden. Sorgen Sie für optimale Beleuchtung.

→ Menschen mit angeborener Farbsehschwäche müssen sich Verwandte oder Freunde zum Ablesen zur Hilfe holen bzw. auf die elektronischen Blutzuckermessgeräte zurückgreifen.

1. Das benötigen Sie: den Teststreifen, eine Uhr, ein Tuch und die Stechhilfe.
2. Stechen Sie sich in die Fingerseite.
3. Geben Sie den Blutstropfen auf das Testfeld.
4. Nach der Einwirkzeit wischen Sie den Blutstropfen mit dem Tuch ab.
5. Nach etwa einer Minute können Sie das Testergebnis ablesen.

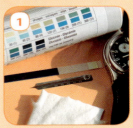
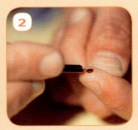
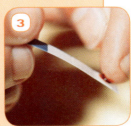
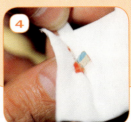
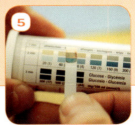

Quelle: Deutsche Diabetes-Stiftung

sich eine winzige Wunde am Finger zufügen. Keine Angst: Wenn Sie nicht in die Mitte der Fingerbeere stechen, die durch die vielen Tastnerven sehr empfindlich ist, sondern in die Seiten der Fingerkuppe, ist die Blutabnahme relativ schmerzlos. Alternativ zur Fingerkuppe – hier kann sich nach einiger Zeit eine Art Hornhaut oder Verhärtung bilden, die erst durchstochen werden muss – kann auch das Ohrläppchen als »Blutspender« herangezogen werden. Ohne zusätzlichen Druck auszuüben, lassen Sie einen Tropfen Blut auf das Testfeld des Streifens tropfen. Dort belassen Sie ihn exakt so lange, wie auf der Packung vorgeschrieben – meist eine Minute –, und wischen ihn dann mit einem Wattebausch oder einem Taschentuch ab. Warten Sie jetzt noch ein paar Sekunden und vergleichen Sie dann die Farbe auf dem Teststreifen mit der Farbskala, die auf dem Verpackungsröhrchen angegeben ist. Hier können Sie Ihre aktuelle Blutglukosekonzentration ablesen. Bei richtiger Handhabung nähern Sie sich dem Realwert bis auf minimale Schwankungen an.

Blutzuckermessgeräte

In der Anwendung praktischer – und deshalb bei vielen beliebter als die Teststreifen – sind die Blutzuckermessgeräte, insbesondere die neuesten Generationen. Hierbei handelt es sich um ein flaches Maschinchen, kaum länger als ein Kugelschreiber. Mit dessen Hilfe wird ein Blutstropfen aus dem Finger entnommen, automatisch auf einen Streifen aufgetragen und dann auf seine Glukosekonzentration hin untersucht. Blutzuckermessgeräte, auch Reflektometer genannt, sind in

Die richtige Therapie

ihrer Handhabung zwar recht einfach, führen aber nicht immer zu einem genauen Messergebnis. Je kleiner und schneller das Gerät, desto ungenauer ist häufig das Resultat. Auch wenn die Hersteller verständlicherweise gern anderes behaupten, übertrifft die Ablesegenauigkeit des Geräts keineswegs die Messergebnisse eines gut geschulten Diabetikers mit seinem Teststreifen. Manche Diabetiker wählen daher zwar für unterwegs eher ein praktisches, schnell reagierendes Gerät, während sie zu Hause in Ruhe die Messung per Teststreifen durchführen.

Anders liegt der Fall bei Farbsehschwäche oder einer sonstwie gearteten mangelnden Sehkraft, zu der es gerade infolge von Diabetes häufig kommt: Dann ist das automatische Messgerät vorzuziehen, weil es leichter abzulesen ist.

Sind Sie ein insulinabhängiger Typ-1-Diabetiker, müssen Sie Ihren Blutzuckerspiegel vor jeder Hauptmahlzeit und vor dem Schlafengehen messen, also am besten viermal am Tag. Vor dem Essen sollte die Vormahlzeit weitgehend verdaut sein, sodass es sich um eine Art Nüchternblutzucker handelt. Konkret heißt das: Greifen Sie viermal täglich vor jeder Injektion, also morgens, mittags, abends und vor dem Schlafengehen, zu einem der genannten Messverfahren und machen die kleine Prozedur mit Blutstropfen, Abwarten und Farbvergleich. Außerdem sollten Sie auch vor sportlichen Aktivitäten oder nach ungewohnten Anstrengungen Ihren Blutzucker messen sowie in allen unklaren Situationen (Gefühl der Unterzuckerung), um zu kontrollieren, ob die bisherige Insulindosis genügt, eventuell erhöht oder vermindert werden muss.

Wenn Sie morgens regelmäßig mit Kopfschmerzen aufwachen, kann das ein Hinweis auf nächtliche Unterzuckerungen sein. Sie sollten dann nachts eine weitere Messung vornehmen – gegen zwei Uhr ist der Körper besonders sensibel für Insulin, weshalb es zu kurzzeitigen Unterzuckerungen kommen kann. Wenn Sie dies bei der Messung feststellen, müssen Sie gemeinsam mit Ihrem Arzt die Abenddosis an Insulin abändern.

Der Harnzuckertest

Den schon erläuterten Harnzuckertest und den Azetontest können Sie selbst mit Teststreifen durchführen. Er ist für Typ-1-Diabetiker als alleinige Messmethode völlig ungeeignet, da er erst die bereits eingetretene, massive Überzuckerung meldet. Zur Orientierung oder für Routinekontrollen von Typ-2-Diabetikern ist er allerdings hilfreich, da er schnell und unkompliziert durchzuführen und gleichzeitig vergleichsweise kostengünstig ist.

Den Azetontest sollten Sie durchführen, wenn der Blutzucker bei der Selbstkontrolle über 240 mg/dl liegt bzw. bei Urinzuckerwerten von zwei und mehr Prozent. Wird bei der Messung, die genauso funktioniert wie bei der Bestimmung des Harnzuckers, tatsächlich Azeton im Urin festgestellt, liegt mit großer Sicherheit eine hyperglykämische Entgleisung vor – und damit die akute Gefahr eines diabetischen Komas. Normalerweise kündigt sich die Hyperglykämie mit Müdigkeit, häufigem Wasserlassen, starkem Durst, Übelkeit und einem Azetongeruch in der Atemluft (ähnlich dem von Nagellack-

Die richtige Therapie

Was ins Diabetestagebuch gehört

Datum	Selbstkontrolle (Blut- oder Urinzucker)			Insulin		Bemerkungen
	Morgens	Mittags	Abends	Morgens	Abends	Z. B. Unterzuckerungen (Uhrzeit), außergewöhnliche körperliche Anstrengung, Krankheit, Feier usw.
Mo						
Di						
Mi						
Do						
Fr						
Sa						
So						

Körpergewicht: ____ kg   HbA$_{1C}$: ____ %

Datum: ____   Datum: ____

Besondere Vorkommnisse

→ Ärger
→ Anspannung
→ Ausflüge
→ Autowaschen
→ Ernährungsfehler
→ Fieber
→ Viele Gäste
→ Hausputz

→ Insulin »daneben« gespritzt
→ Krankheit
→ Schwimmen
→ Sex
→ Sonnenbaden
→ Großer Streit
→ Überspringen einer Mahlzeit
→ Wandertour

Quelle: M. Berger et al. (Hg.): Lehrbuch für die Schulungskraft. Deutscher Ärzte-Verlag. Köln 1998

entferner oder fauligen Äpfeln) an. Dann gilt: Ruhe bewahren, körperliche Anstrengung vermeiden, viel Mineralwasser trinken und gemäß den Vorgaben des Arztes reagieren!

Selbstkontrolle für Typ-2-Diabetiker

Bei Diabetikern, deren Bauchspeicheldrüse im Grunde noch funktioniert und deren Insulinproduktion oder -verwertung lediglich eingeschränkt ist, werden in der Regel keine ständigen Blutzuckerselbstkontrollen erforderlich. Die Therapie konzentriert sich bei ihnen auf eine größtmögliche Nutzung der noch produzierten Insulinmengen sowie auf eine konsequente Nahrungsumstellung mit dem Ziel der Stoffwechselverbesserung.
Der Patient kann seine ganze Kraft also eher auf die Stabilisierung der körpereigenen Insulinproduktion durch entsprechende Ernährung, ausreichende Bewegung und andere Aktivitäten richten als auf die ständige Kontrolle des Blutzuckers. Hier genügt es in der Regel, wenn täglich nach dem Frühstück der Harnzucker gemessen wird. Erst wenn der positiv ist, müssen weitere Therapie- und damit verbunden auch Kontrollmaßnahmen ins Auge gefasst werden.
Dies ist die verbreitete Ansicht der Hausärzte und auch der Krankenkassen, die die Kosten der Teststreifen für Blutzuckermessungen im Fall von insulinproduzierenden Typ-2-Diabetikern normalerweise nicht übernehmen. Es gibt allerdings Fachleute, die die regelmäßigen Blutzuckerkontrollen

auch für diese Patienten empfehlen, vor allem für jene, deren Nierenschwelle extrem hoch liegt. Sonst besteht die Gefahr, dass ein ständig erhöhter Blutzuckerspiegel von zwischen 180 und 200 mg/dl lange Zeit nicht erkannt wird. Patienten mit hoher Nierenschwelle, die der Hausarzt bestimmen kann, sollten daher zwei- bis dreimal pro Woche ungefähr eine Stunde nach dem Frühstück ihren Blutzuckerwert messen.

Gleich nach der Messung aufzeichnen
Natürlich gilt: Die saubersten und regelmäßigsten Messungen haben nur dann Sinn, wenn sie zuverlässig aufgezeichnet und interpretiert werden. Und egal, was und wie oft Sie messen: Nur wenn Sie bereit sind, Ihr Verhalten den Ergebnissen und den Schlüssen, die Sie gemeinsam mit dem Arzt daraus ziehen, anzupassen, können Sie davon profitieren. Dass diese Rückschlüsse auch eine weitere Veränderung der Essgewohnheiten, die Verordnung zusätzlicher Medikamente oder die Umstellung auf Insulin bedeuten können, ist klar. Aber: Jede Therapieänderung dient nur der optimierten Einstellung, also der besseren Versorgung Ihres Körpers mit den Substanzen, die er unbedingt zum Leben braucht.

Die Untersuchung durch den Arzt

Die mangelnde Herstellung bzw. Wirkschwäche des körpereigenen Insulins zieht nicht nur akute Risiken und Gefahren für die Gesundheit nach sich, sondern führt auch langfristig zu Störungen und Erkrankungen, die möglichst frühzeitig behandelt werden müssen. Die genaue Einstellung sowie auch das Unterweisen des Patienten im richtigen Messen und Spritzen sind relativ zeitaufwändig und sollten vom Fachmann in einer speziellen Diabetikerpraxis vorgenommen und begleitet werden.

Auch gibt es Kliniken und Krankenhäuser, die speziell auf die Bedürfnisse und den Umgang mit diabetischen Patienten geschult sind. Ihr Arzt wird über die Angebote in Ihrem Wohngebiet informiert sein und Ihnen einen guten Rat geben können.

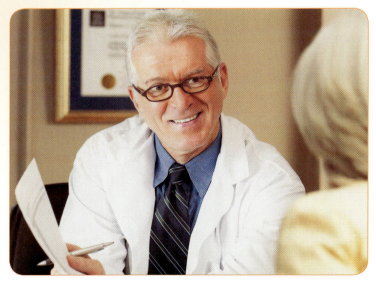

Entscheidend für den Erfolg einer jeden Diabetestherapie ist die vertrauensvolle Zusammenarbeit von Arzt und Patient.

Die richtige Therapie

Monatliche Kontrollen

Ihr Hausarzt wird Ihnen, nachdem er die Diagnose gestellt und eine individuelle Therapie gewählt hat, u. a. sagen, wie oft Sie von nun an zu Kontrolluntersuchungen in seine Praxis kommen sollen.

→ Grundsätzlich sollten Sie etwa einmal im Monat den Arzt Ihrer Wahl aufsuchen, damit er den Blutzucker misst und von Zeit zu Zeit bei Typ-2-Diabetikern einen Glukosetoleranztest (siehe Seite 21f.) durchführt.

→ Auch eine Blutdruckmessung einmal im Monat ist sinnvoll. Ein erhöhter Blutdruck schädigt dauerhaft die Gefäße und das Herz, kann jedoch auch auf das Entstehen eines Nierenleidens (Nephropathie) hindeuten.

Vierteljährliche Kontrollen

→ Alle drei Monate empfiehlt es sich, den HbA_{1c}-Wert zu ermitteln. Da sich der Zucker im Blut irreversibel an den roten Blutfarbstoff Hämoglobin bindet, lässt sich anhand der Verzuckerungsrate des Hämoglobins (HbA_{1c}) der Blutzuckerwert über einen längeren Zeitraum bestimmen. Dieses »Zuckerlangzeitgedächtnis« gibt Auskunft über die Einstellungsqualität der Therapie.

→ Aufgrund der mangelhaften Durchblutung des Körpers sind bei Diabetikern langfristig Gefäßkrankheiten die Regel. Besonders gefährdet sind beispielsweise die Füße. Daher ist eine intensive Fußkontrolle alle drei Monate sehr empfehlenswert. Prüfen Sie auch selbst immer wieder, ob Ihre Füße gut durchblutet sind und eine gesunde Hautfarbe aufweisen.

Rechtzeitig erkennen – Über- oder Unterzucker

Warnzeichen für Überzucker

Anzeichen, bei denen Sie auch ohne Messung eine Übersäuerung des Körpers durch Überzuckerung vermuten können: Bauchschmerzen, Übelkeit, Erbrechen, Bewusstseinstrübungen und Azetongeruch der Atemluft (riecht wie Nagellackentferner). Nehmen Sie solche Warnzeichen ernst, denn sie kündigen das diabetische Koma an, das tödlich enden kann.

Maßnahmen bei Überzucker

Bei einer starken Überzuckerung müssen Sie schnell reagieren. In den meisten Fällen bedeutet dies, möglichst umgehend ein kurzwirksames Insulin zu spritzen und nach zwei Stunden den Blutzucker zu kontrollieren.

Warnzeichen für Unterzucker

Anzeichen für eine akute Unterzuckerung, d.h. Blutzuckerwerte unter 45 mg/dl, sind: Angstgefühle, pelziger Mund, Herzklopfen, Heißhunger, Schwitzen, Schwäche, Unruhe, Müdigkeit, Blässe, Zittern, Sprech- oder Sehstörungen.

Maßnahmen bei Unterzucker

Nehmen Sie in diesem Fall umgehend ein Stück Traubenzucker zu sich. Das erhöht den Blutzuckerspiegel sehr schnell.
Wenn es sich um eine massive Unterzuckerung handelt, werden Sie allerdings selbst nicht mehr viel tun können. Das Gehirn reagiert auf den

Die richtige Therapie ✓

Zuckermangel mit Kopfschmerzen, Bewusstseinsstörungen, der Körper mit Krämpfen und Kreislaufstörungen bis hin zur Bewusstlosigkeit.
Umso wichtiger ist es, in solchen Situationen einen Diabetikerpass bei sich zu haben, damit die Sachlage klar ist und Notfallmaßnahmen ergriffen werden können, wie etwa das Spritzen von Glukagon bzw. das schnelle Herbeirufen eines Arztes.

Halbjährliche Kontrollen

→ Alle sechs Monate muss eine Untersuchung der Nieren stattfinden. Störungen an den Nieren äußern sich schon frühzeitig durch das Ausscheiden des Eiweißes Albumin mit dem Urin. Auch die so genannte Mikroalbuminurie, also ein Frühstadium der Erkrankung, lässt sich mit dem einfachen Eiweißteststreifen nachweisen. Ultraschallmessungen können Aufschluss über bereits vorhandene Schädigungen der Nierengefäße geben.

→ Auch die Augen reagieren besonders sensibel auf Gefäßschädigungen. Scheuen Sie als Diabetiker daher nicht den regelmäßigen Gang zum Augenarzt, der alle sechs Monate den Augenhintergrund spiegelt, die Sehleistung bestimmt und das Auge auf Anzeichen von grauem Star (Linsentrübung) hin untersucht.

Jährliche Kontrollen

→ Langzeitfolgen des Diabetes betreffen u. a. das Herz, das besonders empfindlich auf Gefäßveränderungen reagiert. Ab ihrem 40. Lebensjahr sollten sich Betroffene daher einem Elektrokardiogramm (EKG) unterziehen.
→ Ebenfalls alle zwölf Monate ist eine neurologische Untersuchung fällig, bei der möglichst früh erste Anzeichen von Nervenschädigungen, einer diabetischen Neuropathie, festgestellt werden können (vergleiche Kasten Seite 62/63).

Die Patientenschulung

Die weit reichenden Konsequenzen, die Diabetes mit sich bringt, können dem Betroffenen das Gefühl der Hilflosigkeit und Ohnmacht vermitteln. Doch Sie sind nicht hilflos, ganz im Gegenteil: Es steht allein in Ihrer Macht, etwas gegen die Krankheit zu unternehmen. Sie allein können dafür sorgen, dass Ihr Körper all das bekommt, was er braucht – sei es Insulin, gesunde Nahrungsmittel oder mehr Bewegung.
Es gibt in Deutschland unterschiedliche Einrichtungen, die Schulungen für Diabetiker vornehmen: Diabetesfachkliniken, Krankenhäuser und Kliniken, Schwerpunktpraxen. Und nicht zuletzt spezielle Schulungen für Typ-1- und Typ-2-Diabetiker, für insulin- und nichtinsulinabhängige Diabetiker, für verschiedene Altersgruppen und Behandlungsformen.
Die Kurse umfassen neben der Grundlagenvermittlung auch praktische Übungen mit Spritze oder Pumpe bis hin zu Koch-

kursen für gesunde Diabetikerkost und gemeinsame Restaurantbesuche. Hier wird der Umgang mit Diabetes in Alltagssituationen geübt.

Auch Gesprächskreise können sehr hilfreich sein, in denen Patienten sich über ihr Leben mit dem Diabetes austauschen, Erfahrungen schildern und sich gegenseitig Rat geben können. Manchen Menschen fällt es z. B. leichter, in der Gruppe abzunehmen. Und oft gibt das Gespräch mit einem Psychologen die nötige Unterstützung, um eine konstruktive Einstellung zur Krankheit zu finden.

Folgeerkrankungen

Dieses Thema soll keine Angst machen. Doch ist es im eigenen Interesse des Diabetikers, über die teils gravierenden Folgen informiert zu sein, die deutlich erhöhte Blutzuckerwerte auf Dauer mit sich bringen: Gefäß- und Nervenschäden.

Für alle Krankheiten, so auch für diabetische Folgeerkrankungen, gilt: Mit Vorbeugen lässt sich mehr erreichen als mit jeder Behandlung. Sind diese Erkrankungen erst manifest, also sichtbar, befinden sie sich bereits in einem irreversiblen Stadium; sie sind also nicht mehr rückgängig zu machen.

Mikro- und Makroangiopathien

Schlechte Fließfähigkeit, hoher Gerinnungsfaktor und mangelnde Sauerstoffversorgung der kleinsten Blutgefäße des Körpers, der Kapillaren – alle diese Faktoren führen zu Gefäßschädigungen an den Kapillaren, den Mikroangiopathien (»mikro« = klein, »angio« = Gefäß und »pathie« = krank). Einige Organe des Körpers reagieren früher und empfindlicher auf diese Gefäßschäden als andere.

Aber auch die großen Blutgefäße leiden unter der hohen Zuckerkonzentration. Die dicken und trägen Blutkörperchen lagern sich vermehrt an den Arterienwänden ab und machen diese hart und eng (Makroangiopathie). Diese »Arterienverkalkung« betrifft u. a. die Herzkranzgefäße und birgt große gesundheitliche Risiken. Bei der Entstehung spielen außerdem die Erhöhung des Blutdrucks und der Blutfettwerte sowie zahlreiche andere Faktoren eine wichtige Rolle. Die Verengung der Arterien wiederum fördert Herz-Kreislauf-Erkrankungen wie Schlaganfall, Herzinfarkt oder arterielle Verschlusskrankheiten.

Alarmzeichen Bluthochdruck

Der Blutdruck sollte bei Diabetikern möglichst noch niedriger sein als bei gesunden Menschen: Ideal sind Werte unter 120/80 mmHg (Millimeter Quecksilbersäule), mindestens aber unter 140/90 mmHg.

Ein Bluthochdruck ist mittlerweile recht gut medikamentös zu behandeln. Aus folgenden Medikamentengruppen kann Ihr Arzt wählen:

→ Beta-Blocker verringern durch Senkung der Pulsfrequenz die Herzarbeit.

→ Diuretika entwässern und verringern dadurch die Blutmenge in den Gefäßen.

→ Kalziumantagonisten erweitern die Blutgefäße.

→ ACE-Hemmer wirken auf dasjenige Hormonsystem, das den Blutdruck erhöht.

→ Alpha-1-Blocker setzen dort im Gehirn an, wo die Blutdruckregulation gesteuert wird.

Diabetische Netzhauterkrankung

Sehr empfindlich auf die Zuckerlast reagiert die Netzhaut des Auges (die Retina), wo Mikroangiopathien entstehen können. Die Netzhaut kleidet den Augenhintergrund aus, hier trifft das Licht auf die Sinneszellen. Diese nehmen Reize auf und leiten sie in Form von elektrischen Impulsen an das Gehirn weiter, wo dann das Bild wahrgenommen wird. Ist der Blutzucker konstant zu hoch, leiden die die Netzhaut versorgenden Blutgefäße: Man spricht von einer Retinopathie.

So entwickelt sich die Krankheit

Jahrelang merkt der Patient nichts von der fortschreitenden Gefäßschädigung. Doch in dieser Zeit werden die Gefäßwände dünner, bilden Ausbuchtungen oder platzen auf, sodass es zu Blutungen in der Netzhaut kommt. Ablagerungen auf der Netzhaut und die Verschließung ganzer Kapillarareale beeinträchtigen die Funktion der Retina. Eine weitere Verschlechterung ist dadurch möglich, dass das Auge einen Reparaturversuch unternimmt, der allerdings zum Scheitern verurteilt ist: Auf die Zerstörung der Kapillaren reagiert der Körper mit der Bildung neuer, wild wuchernder Gefäße auf der Netzhautoberfläche, die an dem davor liegenden Glaskörper festwachsen können. Schließlich besteht die Gefahr von Netzhautrissen und der Netzhautablösung, die unbehandelt auch zur völligen Erblindung führen kann.

Regelmäßige Augenkontrollen

Der regelmäßige Gang zum Augenarzt ist für den Diabetiker ein absolutes Muss. Wenn noch keine Beeinträchtigung am Auge diagnostiziert wurde, genügt es, einmal im Jahr den Augenhintergrund überprüfen zu lassen.
Sind leichte Veränderungen aufgetreten, ist die halbjährliche Visite zu empfehlen, vierteljährlich bei fortgeschrittener Netzhautschädigung, nach Lasertherapie oder während der Schwangerschaft.

Gute Aussicht bei früher Diagnose

Hat Ihr Augenarzt eine bestehende Mikroangiopathie der Netzhautkapillaren erkannt, sollte in jedem Fall der Blutdruck bestimmt werden. Liegt er höher als 140/90 mmHg, müssen Sie sich Medikamente verschreiben lassen, mit denen Ihr Blutdruck dauerhaft gesenkt werden kann, und gleichzeitig durch umsichtige Ernährung und ausreichend Bewegung selbst zu seiner Verbesserung beitragen. Auch ist eine Überprüfung und eine Verbesserung der Diabeteseinstellung unumgänglich.
Da es bisher keine Medikamente zur Behandlung der diabetischen Netzhauterkrankung gibt, ist es umso wichtiger, ihr Entstehen und die Entwicklung durch einen konstant niedrigen Blutzucker zu verhindern bzw. zu verlangsamen.

Die richtige Therapie ✓

Laserstrahlentherapie und Vitrektomie

Neben der Einstellung des Blutdrucks versuchen Augenärzte auch mit dem Laser, den Wildwuchs der Netzhautgefäße zu stoppen. Die betroffenen Stellen werden dabei mit gebündeltem Licht verschweißt, eine weitgehend schmerzfreie Behandlung. Die Erkrankung kann so häufig zum Stillstand gebracht werden. Von Nachteil ist, dass Teile der Netzhaut durch die starke Hitzeeinwirkung mit großer Wahrscheinlichkeit in Mitleidenschaft gezogen werden. Eine völlige Sehfähigkeit lässt sich meist nicht wiederherstellen. Ist der Glaskörper bereits von der Netzhauterkrankung betroffen oder die Linse getrübt (grauer Star), kann ein chirurgischer Eingriff unternommen werden. Dabei wird der Glaskörper entfernt (Vitrektomie) bzw. die getrübte Linse durch eine künstliche ersetzt. Doch auch diese Operation kann lediglich die Krankheit zum Stillstand bringen, nicht aber die volle Sehkraft wiederherstellen.

Diabetische Nierenerkrankung

Zwischen 30 und 40 % aller Patienten, die sich erstmals einer Dialyse (Blutwäsche) unterziehen müssen, sind Diabetiker. Eine unverständlich hohe Zahl, wenn man bedenkt, dass es sehr gute Diagnosemethoden gibt, mit denen man eine Nierenschwäche frühzeitig erkennen und behandeln kann. Wie die Augen, reagieren auch die Nieren empfindlich auf einen schlecht eingestellten Diabetes, also auf die Verzuckerung der Blutkörperchen, den daraus resultierenden mangelnden Sauerstoff und die schlechte Fließfähigkeit des Blutes.

So entwickelt sich die Krankheit

Es sind die rund eine Million Glomeruli (die kleinsten Funktionseinheiten der Nierenkörperchen) pro Niere, deren Wände von dem übermäßigen Blutzucker angegriffen werden. Ihre lebenswichtige Aufgabe besteht im Filtern: Einerseits werden Schadstoffe aus dem Blut herausgefiltert und entsorgt, andererseits lebensnotwendige Substanzen wie vor allem Eiweiß (Albumin) im Körper zurückgehalten.

Eine Nierenfunktionsstörung (diabetische Nephropathie) führt daher sowohl zu einem Mangel an wichtigen Eiweißen als auch zu einer schleichenden Vergiftung des Blutes. Im Gegensatz zur diabetischen Netzhauterkrankung trifft die Beeinträchtigung der Nierenglomeruli jedoch nur jeden zweiten Diabetiker. Die Ursachen hierfür und die Frage, ob eine erbliche Veranlagung eine Rolle spielt, konnten noch nicht geklärt werden. Dennoch dürfen Sie sich als Diabetiker nicht in falscher Sicherheit wiegen, da die Nephropathie in der Regel erst nach 10 bis 15 Jahren einsetzt.

Früherkennung durch Eiweißteststreifen

Mittlerweile gibt es Teststreifen, die schon eine minimale Ausscheidung von Eiweiß im Urin nachweisen, die so genannte Mikroalbuminurie. Erst ein Wert von über 20 Milligramm pro Liter Harn gilt als krankhaft. Da die Erkrankung bis in ein weit fortgeschrittenes Stadium absolut schmerzlos verläuft, ist die Gefahr groß, sie erst spät zu erkennen. Sie sollten daher auf einer halbjährlichen ärztlichen Kontrolle der Nierentätigkeit bestehen.

Die richtige Therapie ✓

Therapie – Blutdruck einstellen

Vor jeder Behandlung sollte eine Harnwegserkrankung ausgeschlossen werden. Da die beginnende Nierenerkrankung, eine Mikroalbuminurie, mit einer Eiweißkonzentration zwischen 20 und 200 Milligramm pro Liter Harn und mit einem langsamen Blutdruckanstieg einhergeht, werden zur Regulierung zunächst blutdrucksenkende Mittel vom Arzt verschrieben. In diesem frühen Stadium der Erkrankung können Sie darüber hinaus selbst durch eine Reduktion der Eiweißaufnahme in der Nahrung (Fleisch, Fisch, Eier, Milchprodukte usw.) eine Besserung erreichen.

Eiweißarm ernähren

Als Richtwert gilt Ihr Körpergewicht: Menschen mit eingeschränkter Nierenfunktion sollten nicht mehr als 0,8 Gramm Eiweiß pro Kilogramm Körpergewicht zu sich nehmen (im Vergleich zum Richtwert von 1 Gramm pro Kilogramm beim Nierengesunden). Hier müssen Sie zu Nährwerttabellen greifen, um den Eiweißgehalt der Lebensmittel einschätzen zu lernen.

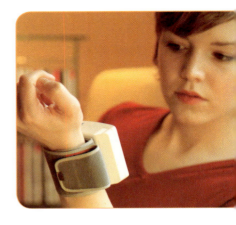

Die Senkung von Bluthochdruck verbessert die gesundheitlichen Aussichten von Diabetikern ganz erheblich.

Nervenschädigungen

Diabetische Nervenschädigungen (Neuropathien) entstehen einerseits durch die mangelnde Sauerstoffversorgung der Nerven aus dem Blut, genau wie bei Nieren- und Netzhauterkrankungen. Andererseits schädigen Glukose und Glukoseabbauprodukte die Nervenstränge auch direkt.
Zucker lagert sich an und lässt sie anschwellen. Davon sind besonders lange Nervenstränge betroffen, sodass die Auswirkungen vor allem die Unterschenkel und die Füße in Mitleidenschaft ziehen.

Missempfindungen sind erste Anzeichen

Chronische Schädigungen der Nerven direkt und Durchblutungsstörungen der kleinsten Gefäße verursachen zunächst Missempfindungen und Gefühlsstörungen, besonders an den Beinen, Händen und Füßen. Das beginnt häufig mit Taubheitsgefühlen, brennenden Fußsohlen oder Kribbeln in den Beinen.
Prinzipiell kann der gesamte Nervenapparat betroffen sein – sowohl das zentrale Nervensystem, mit dem wir willkürliche Bewegungen ausführen, als auch das vegetative Nervensystem, das für die Funktion der inneren Organe (z. B. für Atmung und Verdauung) verantwortlich ist und nicht dem Willen unterliegt.
So können auch Blasenschwäche, gestörte Schweißregulation, Herzrhythmusstörungen, Impotenz oder Schielen durch Lähmung der Augenmuskulatur Folgen einer diabetischen Neuropathie sein.

Die richtige Therapie ✓

Individuelle Therapieansätze

Eingetretene Neuropathien lassen sich nicht mehr dauerhaft rückgängig machen. Die Behandlung der einzelnen Nervenschädigungen und ihrer Folgen für den Patienten erfolgt individuell auf die betroffene Körperstelle ausgerichtet. Hier seien stellvertretend nur einige Beispiele genannt:

→ Bei Gesichtslähmungen (Fazialislähmung) haben Infusionen mit Thioctsäurepräparaten, die über mehrere Wochen hinweg gegeben wurden, gute Erfolge gezeigt. Häufig bilden sich spontane Muskellähmungen auch von selbst innerhalb kurzer Zeit wieder zurück.

→ Gegen eine verlangsamte Magenentleerung hilft häufig der Wirkstoff Cisaprid. Bei Darmstörungen bringt der Einsatz von Antibiotika (Tetrazyklin) eine deutliche Besserung, obwohl dem Leiden keine Infektion zugrunde liegt.

→ Im Fall einer Blasenschwäche, bei der der Harndrang bis zur völligen Harnsperre nachlässt, kann der Patient regelmäßig eine forcierte Blasenentleerung durchführen, indem er mit den Händen von außen auf die Blase drückt.

→ Von Erektionsstörungen sind männliche Diabetiker ab 45 Jahren statistisch gesehen häufiger betroffen als Nichtdiabetiker. Hier helfen mechanische Erektionshilfen wie Vakuumpumpen oder Einspritzungen in den Schwellkörper des Glieds. Um sicherzustellen, dass Sie auch weiterhin ein gesundes Sexleben genießen können, achten Sie darauf, alle Möglichkeiten der Prävention auszuschöpfen. Im Kapitel »Leben mit Diabetes« ab Seite 81 wird Ihnen eine Reihe von Möglichkeiten vorgestellt.

Der diabetische Fuß

Am häufigsten sind die Füße von den diabetischen Nervenschädigungen betroffen. Das Krankheitsbild des diabetischen Fußes ist eine typische Folge eines über Jahre hinweg schlecht eingestellten Diabetes. Ein diabetischer Fuß muss rechtzeitig erkannt und behandelt werden. Bei seiner Entstehung spielen drei Dinge eine Rolle: die sensible Störung (Gefühlsstörung, Neuropathie) sowie Durchblutungsstörungen der kleinsten (Mikroangiopathie) und großen Gefäße (Makroangiopathie).

Unterschiedliche Symptome

Eine entstehende Neuropathie erkennt der Diabetiker daran, dass er entweder zu viel oder zu wenig spürt, je nachdem,

Anzeichen für Nervenstörungen

→ Kältegefühl trotz warmer Füße
→ Trockene Haut; die Haut neigt zur Verhornung, Schrunden, Einrissen
→ Kribbeln oder Taubheitsgefühl
→ Schmerzen und Wadenkrämpfe in Ruhestellung, Besserung durch Auf- und Abgehen
→ Abgeschwächtes Temperatur- und Schmerzempfinden
→ Unsicheres Gefühl beim Gehen
→ Schwellungen am Gelenk, Deformierungen am Fuß
→ Wenig oder keine Schmerzen bei Verletzungen

Die richtige Therapie

welche Nerven in Mitleidenschaft gezogen sind: Nachts oder in der Wärme können einerseits oft Brennen oder stechende Schmerzen auftreten (in der Fachsprache nennt man dies das Burning-Feet-Syndrom). Oder die Bettdecke fühlt sich schwer wie Blei an.

Andererseits lässt das Schmerz- und Temperaturempfinden nach. Füße und Beine werden von einem Taubheitsgefühl ergriffen, das von den Zehen ausgehend den Fuß und das ganze Bein betrifft. Weil Sie nicht mehr spüren, wenn beispielsweise Ihre Schuhe zu eng sind oder das Badewasser zu heiß ist, kommt es leichter zu Verletzungen als sonst.

Schaufensterkrankheit

Makroangiopathien aufgrund von Durchblutungsstörungen machen sich durch Schmerzen beim Gehen bemerkbar, die sich von den Füßen und Unterschenkeln bis zu den Oberschenkeln ziehen können und im Ruhezustand wieder verschwinden. Vereinfachend wird häufig von der Schaufensterkrankheit gesprochen, weil die Betroffenen alle paar Meter möglichst unauffällig vor Schaufensterauslagen stehen bleiben, um den Schmerz zu beruhigen. Hintergrund ist die schlechte Versorgung der Extremitäten mit Nährstoffen, da das Blut wegen Verengung der Arterien nicht mehr ungehindert fließen kann.

Typische Anzeichen für Durchblutungsstörungen sind:
→ Kalte Füße mit dünner und blasser, trockener Haut
→ Wadenschmerzen beim Gehen, Besserung im Ruhezustand (Schaufensterkrankheit)

→ Schmerzen im Liegen werden besser, wenn die Füße aus dem Bett heraushängen
→ Schmerzhafte Zehenrötung und Wunden
→ Fehlende Fußpulse

Vorsicht, Verletzungsgefahr!

Die zurückgenommene Empfindlichkeit birgt die Gefahr, dass Druckstellen, Risse oder Verletzungen an den Füßen nicht mehr wahrgenommen werden und unbehandelt bleiben.
Wird jedoch nichts zu ihrer Heilung getan, verschlimmern sie sich und können sich infizieren; die schlechte Durchblutung behindert den Heilungsprozess. In nicht wenigen Fällen führt die Kombination aus Nerven- und Durchblutungsstörung schließlich sogar zum Absterben ganzer Fußareale, wie beispielsweise einzelner Zehen.
Wegen des Trugschlusses »Es tut ja nichts weh, also ist alles in Ordnung« müssen in Deutschland jährlich mehrere Zehntausend Zehen-, Fuß- und Beinamputationen vorgenommen werden – ein großer Teil wäre vermeidbar, wenn die Aufmerksamkeit der Patienten geschärft wäre.

Was der Arzt prüft

Ihr Hausarzt kann durch einfache Tests mit einer Stimmgabel und dem Reflexhammer den Zustand der Nerven und durch bloßes Abtasten der Arterienpulse die Durchblutung prüfen. Außerdem kontrolliert er Ihre Füße auf Veränderungen und Verletzungen. Gibt es Hinweise auf eine Störung, kann er die Stärke des Blutflusses mittels Ultraschall kontrollieren. Mit

Die richtige Therapie

Das tägliche Fußpflegeprogramm

→ Suchen Sie einmal am Tag Ihre Füße intensiv nach Blasen, Druckstellen, Rötungen, Einrissen oder Hühneraugen ab. Besteht tatsächlich eine Beeinträchtigung, beseitigen Sie unbedingt die Ursache, z. B. enge Schuhe wechseln oder dehnen lassen bzw. neue Einlagen besorgen.

→ Waschen Sie Ihre Füße täglich mit sanfter, pH-neutraler und rückfettender Seife. Das Wasser sollte wohltemperiert sein, um die Haut nicht zu reizen. In diesen Fußbädern lassen Sie die Füße nicht länger als ein paar Minuten, denn in aufgeweichter Haut nisten sich oft Pilze ein. Vorsichtig mit einem weichen Handtuch abtrocknen und vor allem im Bereich zwischen den Zehen sanft vorgehen, damit keine Risse entstehen. Aber trocken halten, um »feuchte Kammern« zu vermeiden: Diese sind leider ein idealer Nährboden für Fußpilz!

→ Vermeiden Sie ein Austrocknen der Haut. Je trockener sie ist, desto empfindlicher und anfälliger für kleinere Verletzungen wird sie. Cremen Sie Füße und Beine mit fettreichen, unparfümierten Salben ohne Konservierungsstoffe ein. Dabei Zehenzwischenräume (denn ein Eincremen dort fördert »feuchte Kammern«), Wunden oder Rötungen aussparen.

→ Nagel- und Fußpilz sollten ausschließlich von einem medizinischen Fußpfleger oder Hautarzt behandelt werden, ebenso Hühneraugen, Schwielen und Hornhaut. Legen Sie selbst Hand an, können Sie sich kleine, kaum wahrnehmbare Verletzungen zuziehen, die schwere Folgen haben können.

→ Schneiden Sie Nägel nicht, sondern feilen Sie sie vorsichtig ab. Wenn Sie nicht auf die Schere verzichten wollen, schneiden Sie die Fußnägel immer nur ganz gerade, damit die Nagelecken nicht in die Haut einwachsen.

einem Kontrastmittel verschafft er sich bessere Sicht auf die Arterien, um beurteilen zu können, ob eventuell ein Eingriff zur künstlichen Arterienerweiterung infrage kommt.
Eine andere Möglichkeit ist die Überbrückung von verengten Blutgefäßarealen (so genannte Bypassoperation) mit Hilfe körpereigener Gefäße, die man vor allem von Herzoperationen her kennt.

Was Sie selbst tun können

Die abnehmende Empfindlichkeit der Füße und die daraus resultierende Gefahr von schlecht heilenden Wunden oder schwer behandelbaren Infektionen ist der Grund, warum die tägliche Fußpflege zum Standardprogramm jedes Diabetikers gehören sollte.

Unsere Füße sind großen Belastungen ausgesetzt, derer wir uns in der Regel nicht bewusst sind: drückende Schuhe, Blasen, kleinere Verletzungen durch Einlagen, Unebenheiten im Fußbett usw. Alles Dinge, die dem gesunden Fuß wenig zu schaffen machen, für den Diabetikerfuß aber ernsthafte Gefahren darstellen – vor allem, wenn sie nicht erkannt und behandelt werden.

Bewegung hält das Blut im Fluss. Schon wenige einfache Übungen jeden Tag genügen. Aber: Hören Sie augenblicklich mit den Übungen auf, wenn sich Schmerzen melden. Dann liegen wahrscheinlich bereits schwer wiegende Durchblutungsstörungen vor, die ärztlich behandelt werden müssen. Gleiches gilt für Spaziergänge und Gehübungen: Stehen bleiben und Pause machen, wenn es weh tut!

Die richtige Therapie ✓

Der kranke Diabetiker

Leider kann sich auch der Diabetiker nicht ein Leben lang vor Infektionskrankheiten oder anderen Leiden schützen, die die Abläufe im Körper durcheinander bringen. Niemand kann 100-prozentig verhindern, unglücklich zu fallen, sich etwas zu brechen und für ein paar Tage im Krankenhaus zu liegen – von Schlimmerem ganz abgesehen.

Über Fieber, Husten, Heiserkeit aufgrund eines grippalen Infekts, über eine Attacke von Brechdurchfall, aber auch über eine Operation oder andere Umstände, die einen Krankenhausaufenthalt notwendig machen, kommt der Diabetiker jedoch ebenso gut hinweg wie andere Menschen – wenn er einige Regeln beachtet und seine Bedürfnisse und Notwendigkeiten als blutzuckerkranker Mensch immer genau im Auge behält.

Wird der Organismus von Viren oder Bakterien heimgesucht, arbeitet das Abwehrsystem auf Hochtouren. Das bedeutet Stress für den Körper und einen heftig schwankenden Blutzuckerspiegel. Außerdem werden Stresshormone freigesetzt, die die Bildung von Insulin noch stärker als sonst reduzieren. Für den Diabetiker ist das natürlich eine große Gefahrenquelle, weil die gewohnte Behandlung in der Regel unter diesen Umständen nicht mehr ausreicht. Für die Dauer der Krankheit – und häufig möglichst schon zwei bis drei Tage davor und noch einige Tage bis Wochen darüber hinaus – muss die Insulinzufuhr exakt auf den schwankenden Blutzuckerhaushalt abgestimmt werden.

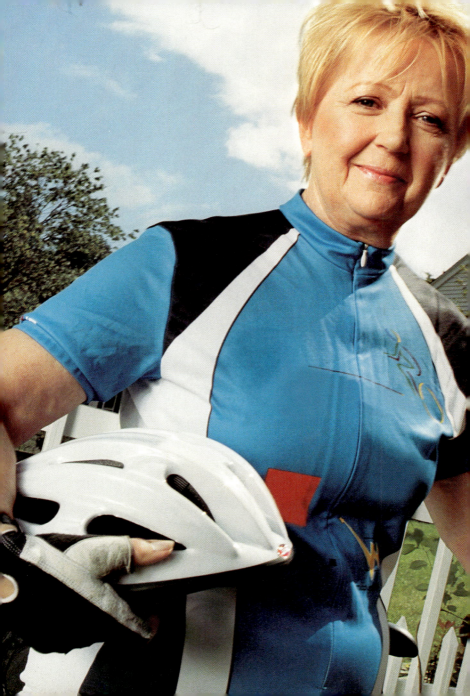

✓ Leben mit Diabetes

Die Reform des Magenfahrplans	**82**
Broteinheit – was ist das?	84
Glykämischer Index verschiedener Lebensmittel	87
Übergewicht bekämpfen	**94**
Das hilft beim Abnehmen	96
Immer in Bewegung	**97**
Maßnahmen für insulinpflichtige Sportler	102
FAQs – die häufigsten Fragen zu Diabetes	**103**

Die Reform des Magenfahrplans

Eine gesunde Kost ist das Kernstück einer Diabetestherapie – das gilt für beide Diabetestypen. Klar: Die alten, ungesunden Ernährungsgewohnheiten haben sich über Jahre etabliert und lassen sich nicht von heute auf morgen ändern. Doch etwa 80 % aller Typ-2-Diabetiker könnten ihre Krankheit durch rechtzeitige Änderung der Lebensweise in den Griff bekommen und auf Medikamente verzichten.
Als Typ-2-Diabetiker soll sich die Ernährung positiv auf Ihre Stoffwechselsituation auswirken, zur Gewichtsabnahme beitragen und die Insulinresistenz verringern, was wiederum Gefäßveränderungen vorbeugt. Für Diabetiker Typ 1 gelten dagegen striktere Regeln. Hier geht es darum, die Nahrungszufuhr und Insulingaben exakt aufeinander abzustimmen.

Die Zusammensetzung der Nährstoffe

Heute wird Diabetikern folgende Zusammensetzung empfohlen: 50 bis 60 % der Energie sollte aus Kohlenhydraten stammen, maximal 30 % aus Fett und höchstens 10 bis 20 % aus Eiweiß. Außerdem dürfen die wichtigen Vitalstoffe (Vitamine, Mineralien und Spurenelemente) nicht fehlen. In der Lebensmittelpyramide der Deutschen Gesellschaft für Ernährung wurde diese Faustregel umgesetzt.

Das darf es sein

Die Basis Ihrer Ernährung sollte aus vollwertigen Getreideprodukten, Kartoffeln, reichlich Salat sowie frischem Obst in

Leben mit Diabetes

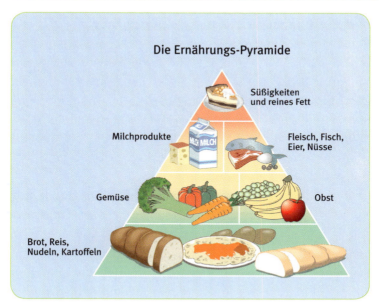

An der Lebensmittelpyramide kann man ablesen, bei was man zugreifen darf (unten) und bei was man vorsichtig sein sollte (oben).

maßvollen Mengen bestehen. Obst liefert zwar Vitamine und Mineralstoffe, lässt aber den Blutzucker steigen. Deshalb kombiniert man es so oft wie möglich mit Getreideflocken und Milchprodukten oder Brot, um eine Überzuckerung zu verhindern. Eier, mageres Fleisch (z. B. Geflügel ohne Haut) sollten einen wesentlich kleineren Anteil der Ernährung ausmachen. Außerdem gilt: möglichst fettarm essen. Bei der Wurst sind fettarme Sorten zu wählen. Dasselbe gilt für Käse. Zur Orientierung: Je weicher das Produkt, desto mehr Fett ist enthalten.

Schluss mit dem Kalorienzählen

Vergessen Sie die Erbsenzählerei. Im Auge behalten müssen Sie die Kalorien aber. Schließlich sollte die Aufnahme nicht höher als Ihr Bedarf sein, um nicht zuzunehmen. Was aber verbirgt sich hinter der Bezeichnung »Kalorie«? Kalorien sind

Broteinheit – was ist das?

BE ist die Abkürzung für Broteinheit oder auch für Berechnungseinheit. Diabetiker mussten laut ärztlicher Verordnung jahrelang ihre Aufnahme von Kohlenhydraten systematisch beschränken. Zur besseren Übersicht teilte man den Kohlenhydratgehalt der einzelnen Lebensmittel in Broteinheiten auf. Eine BE entspricht der Menge eines Nahrungsmittels, das 10 bis 12 Gramm Kohlenhydrate enthält. Das sind etwa 12 Gramm Mehl, 25 Gramm Brot, 75 Gramm gekochte Kartoffeln, 100 Gramm Apfel oder 250 Gramm Milch.

Grundsätzlich können Lebensmittelportionen, die eine BE enthalten, gegeneinander ausgetauscht werden. Da aber nach neuesten Forschungen Kohlenhydrate in Verbindung mit ballaststoffreichen Lebensmitteln empfohlen werden, wird die BE von vielen Experten weniger verwendet bzw. anders interpretiert. Auch auf den Lebensmitteln findet sich kaum noch ein entsprechender Vermerk, sondern nur die Grammangaben der einzelnen Inhaltsstoffe wie Fett, Eiweiß, Kohlenhydrate und Zucker. Wollen Sie diese Angaben in eine Broteinheit umrechnen, teilen Sie die Menge der in Gramm angegebenen Kohlenhydrate durch zwölf (1 BE = ca. 10–12 g Kohlenhydrate) – schon erhalten Sie die Broteinheit.

Quelle: Deutsche Diabetes-Stiftung

Leben mit Diabetes

Angaben dafür, welche Menge Energie im Lebensmittel enthalten ist bzw. wie viel Energie der Körper bei der Verstoffwechselung aus dem Lebensmittel ziehen kann. Während Typ-2-Diabetiker auf Kalorien achten sollten, ist für Typ-1-Diabetiker und insulinspritzende Typ-2-Diabetiker die Broteinheit (BE) die wichtigste Größe.

Zuckeraustauschstoffe mitberechnen

Bei der Diabetesdiät werden neben den für den Diabetiker ungünstigen Kohlenhydraten inzwischen auch die Zuckeraustauschstoffe, wie etwa Fruchtzucker, Sorbit, Xylit etc., in die Berechnung einbezogen. Diese bleiben aber beim BE-Wert außen vor, weil sie den Insulinstoffwechsel nur wenig belasten. Zuckeraustauschstoffe haben aber fast denselben Brennwert wie Zucker.

Kalorientabellen als Wegweiser

Für Diabetiker, die Insulin spritzen, ist es grundlegend, dass sie die Kohlenhydratportionen bzw. BE-Einheiten einschätzen können. Nur so kann die zum Abbau der aufgenommenen Zuckermenge notwendige Insulindosis ermittelt werden. Das Abschätzen der Kohlenhydratmenge (bzw. BE) muss in Kursen intensiv eingeübt werden.

Kohlenhydrate

Ihre Mahlzeiten sollten hauptsächlich aus kohlenhydratreichen Lebensmittel bestehen, die für den Körper langsam zu verwerten sind. Denn: Gelangt der Zucker aus diesen komplexen Kohlenhydraten (z. B. in Kartoffeln, Reis, Pasta und Getreide) quasi peu à peu nach der Mahlzeit aus dem Darm in das Blut, hat der Körper es leichter, den Zucker zur Energiegewinnung in die Zellen zu schleusen. Der Blutzuckerspiegel steigt also nicht so stark an und belastet die Insulinproduktion der Bauchspeicheldrüse weniger.

Weniger komplexe Zucker (Zweifachzucker) dagegen werden nach dem Essen in Windeseile aufgespalten, und der Blutzuckerspiegel steigt plötzlich auf gefährliche Werte an. Genau das gilt es jedoch zu vermeiden. Schnell verwertbare Kohlenhydrate stecken beispielsweise in Konfitüren, Weißmehlkuchen, hellen Brötchen, Obstsaft oder natürlich Haushaltszucker. Damit sollten Sie also unbedingt sparsam umgehen. Wenn Sie nicht darauf verzichten wollen, dann essen Sie wenigstens etwas dazu, das Ballaststoffe, Eiweiß oder Fett enthält. Die Kombination kann die Zuckeraufnahme in das Blut etwas verzögern.

Ballaststoffe – mehr als Sattmacher

Kohlenhydrathaltige Lebensmittel bieten dem Körper wichtige Ballaststoffe; die stecken z. B. in den Bestandteilen der Zellwände. Ballaststoffe sind unverdaulich und werden daher nicht zur Energieverwertung herangezogen. Sie regeln die Darmtätigkeit, indem sie aufquellen und für ein vergrößertes Volumen sorgen, ausreichende Flüssigkeitsaufnahme vorausgesetzt. Der dadurch entstehende Druck regt die Darmtätigkeit über einen Dehnungsreiz an. Schadstoffe können so besser ausgeschieden werden. Außerdem binden Ballaststoffe

Glykämischer Index verschiedener Lebensmittel

Index	Zucker	Obst/Gemüse	Getreideprodukte	Beilagen	Sonstiges
100	Glukose (Traubenzucker)				
100 bis 80	Maltose (Malzzucker)	Zuckermais	Weißbrot Knäckebrot Cornflakes Bier Popcorn	Weißer Reis Bratkartoffeln Kartoffelpüree	Honig
80 bis 60	Saccharose (Kristallzucker)	Melonen Kürbisse Bananen Getrocknete Äpfel Getrocknete Aprikosen	Graubrot Feines Roggenbrot Kekse Müsli mit Zucker	Naturreis Salz- und Pellkartoffeln	Marmelade
60 bis 40		Äpfel Orangen Erbsen Kidneybohnen	Vollkornbrot Pumpernickel Müsli ohne Zucker Haferflocken	Vollkornreis Teigwaren aus hellem Weizenmehl	Fruchtsalat aus frischen Früchten, ohne Zucker Vollmilch
40 bis 20		Frisches Obst Linsen Getrocknete Bohnen	Grobes Schrotbrot Ballaststoffreiches Müsli ohne Zucker	Vollkornteigwaren	Milchprodukte Eis
20 bis 0	Fruktose (Fruchtzucker)	Frisches Gemüse Salat Erdnüsse			

im Darm Gallensäuren, wodurch dem Körper auf natürliche Weise Cholesterin entzogen und der Cholesterinspiegel gesenkt wird.

Der glykämische Index (GLYX)

Kohlenhydrate haben, je nachdem, in welchen Lebensmitteln sie stecken, unterschiedliche Wirkung auf den Blutzucker und damit die benötigte Insulinmenge. Das hängt damit zusammen, wie schnell sie vom Körper aufgenommen werden können. Lebensmittel, deren glykämischer Index unter 60 liegt, sind zu bevorzugen: Je größer der glykämische Index ist, desto schneller gelangt der Zucker ins Blut.

Die Fettmenge niedrig halten

Die Broteinheit dient als Grundlage, um den Kohlenhydratgehalt eines Nahrungsmittels abzuschätzen. Für Typ-1- und insulinspritzende Typ-2-Diabetiker ist die Berechnung unerlässlich, um den Insulinbedarf abzustimmen. Aber: Genauso wichtig ist eine Umstellung der Ernährung auf fettarme Kost, in der komplexe Kohlenhydrate den Großteil der täglichen Kalorienmenge ausmachen. Maximal 30 % Ihres Energiebedarfs sollte aus Fett kommen. Rund 70 Gramm können Sie am Tag zu sich nehmen, um nicht zu-, aber auch nicht abzunehmen. Wer abspecken will, muss sich weiter einschränken.

Hochwertige Öle verwenden

Dabei gilt es, »gute« und »schlechte« Fette zu unterscheiden. Gute Fette haben einen hohen Anteil an ungesättigten, vor

Leben mit Diabetes

allem einfach ungesättigten Fettsäuren. Dazu zählen Ölsorten wie Oliven-, Raps-, Mandel-, Erdnuss- und Sesamöl. Auch Gänseschmalz, viele Nusssorten und Avocados enthalten günstige Fette. Generell gilt: Sie sollten pflanzliche Fette den tierischen vorziehen.

Tricks zum Fettsparen

Kochen Sie am besten immer mit wenig oder ganz ohne Fett.
→ Legen Sie in Öl gebackene Speisen zum Fettabtropfen auf Küchenpapier.
→ Lassen Sie alle Suppen und Saucen erst abkühlen, um das erkaltete Fett dann entfernen zu können.
→ Meiden Sie Fertigprodukte. Halten Sie bei Süß- und Backwaren, Schokoladen und Pflanzenplattenfetten Maß.

Eiweiß & Co.

Fleisch und Milchprodukte sind sparsam zu verwenden. Als Lieferanten für pflanzliches Eiweiß kommen vielmehr Kartoffeln, Getreide und Hülsenfrüchte infrage.

Fisch ist ein guter Eiweißlieferant, der zudem wichtiges Jod enthält: Die Schilddrüse braucht es zur Hormonherstellung. Mit diesen reguliert sie viele Stoffwechselvorgänge und bewirkt die Erhöhung des so genannten Grundumsatzes. Das reduziert das Körpergewicht automatisch.

Zucker ist erlaubt

Zucker ist ab und zu in maßvoller Menge unter bestimmten Bedingungen erlaubt. 10% der täglichen Kalorienmenge aus

Zucker, also schnell verwertbaren Kohlenhydraten, zu beziehen, ist in Ordnung. Das entspricht 30 bis 50 Gramm Zucker pro Tag.

Besser in Kombination

Zucker sollte immer kombiniert mit anderen Nährstoffen aufgenommen werden, etwa mit Ballaststoffen, die die Aufnahme in das Blut verzögern. Ausnahme: ein akuter Fall von Unterzuckerung. Grundsätzlich sollten Sie den Körper nicht mit einem Zuckerangebot überfordern. Dann muss er blitzschnell viel Insulin aufbringen, was er entweder nicht besitzt (Typ 1) oder nicht in gewünschter Menge liefern kann (Typ 2). Folge: Der Blutzucker schnellt hoch.

Womit kann ich gesund süßen?

Mit Süßstoff Süßstoffe haben keinen Einfluss auf den Blutzuckerspiegel. Saccharin, Zyclamat, Aspartam, Azesulfam, Thaumatin und Neohesperidin heißen sie.

Mit Zuckeraustauschstoffen Fruktose, Sorbit, Xylit, Mannit, Isomalt und Laktit gehören dazu. Sie lassen den Blutzuckerspiegel nicht oder nur schwach ansteigen, haben aber denselben Brennwert (Kalorien) wie Zucker.

Mit Zucker Erfahrene Diabetiker können Zucker (bzw. Glukose, Maltose, Maltodextrin und Glukosesirup) in geringen Mengen innerhalb einer Mahlzeit aufnehmen. Pur jedoch ist Zucker nach wie vor tabu.

Quelle: Schneekoppe (Hg.), Diabetiker-Kochbuch. München 1999

Leben mit Diabetes

Entdecken Sie Grünzeug neu

Obst und Gemüse sind die wichtigsten Fitmacher. An Gemüse können Sie sich ohne Hemmungen satt essen.

Tipps für Ihr Essverhalten

→ Essen Sie fünf kleine statt drei große Mahlzeiten am Tag. Mit der Zeit wird es Ihnen leichter fallen, die Hauptmahlzeiten zugunsten von kleineren Mahlzeiten zu reduzieren.

→ Wenn Sie viel unterwegs sind, nehmen Sie sich für den Hunger zwischendurch am besten immer etwas von zu Hause mit. Das ist eine gute Unterstützung, um den Versuchungen der süßen Sünden, Salzigem und der fettreichen Fastfoodkost zu trotzen.

→ Sollten Sie einmal zu viel geschlemmt haben, ist Bewegung die beste Notfallmaßnahme, um den hohen Blutzuckerspiegel abzubauen. Haben Sie zu wenig gegessen oder eventuell zu viele Tabletten genommen, spüren Sie ein Zittern, Schwächegefühl, Schwitzen oder Kopfschmerzen. Als Sofortmaßnahme hilft Traubenzucker.

→ Tagsüber genügend essen. Bei vielen berufstätigen Diabetikern ist die Kalorienzufuhr aus Zeitgründen sehr nachtlastig – was gerade die Insulintherapie erheblich erschwert. Viele nächtliche Unterzuckerungen sind die Folge von zu hoher abendlicher Insulindosierung.

→ Heute müssen selbst Insulinpflichtige auf Restaurantbesuche nicht mehr verzichten. Sie müssen nur eine gesunde Auswahl treffen und sich an die empfohlenen Ernährungsrichtlinien halten.

→ **Alkohol – das Maß macht's!** Natürlich wissen Sie, dass zu viel Alkohol der Gesundheit schadet. Der Zucker im Alkohol treibt Ihren Blutzuckerspiegel extrem in die Höhe. Sie müssen zwar nicht ganz auf Alkohol verzichten, sollten aber Ihren Konsum einschränken. Trinken Sie alkoholische Getränke nur in Verbindung mit einer kohlenhydratreichen Mahlzeit. Diese kann das Risiko der gefährlichen Unterzuckerung abfangen, indem sie den Blutzuckerspiegel ausgleicht.

→ **»Rauchen gefährdet die Gesundheit!«** Beim Diabetiker ist das Risiko für Gefäßkrankheiten ohnehin erheblich erhöht – was sich durch das Rauchen noch dramatisch verstärkt. Am besten hören Sie auf damit, denn: Sie schaden sich gewaltig!

Ernährung und Insulintherapie

Bei der konventionellen Insulintherapie ist die Insulindosis für den Tag vorgegeben. Entsprechend viele Kohlenhydratportionen (BE) müssen Sie aufnehmen. Der Mahlzeitenplan ist diesbezüglich genau festgelegt. Egal, ob Sie Hunger haben oder nicht – eine bestimmte Menge an Kohlenhydraten braucht Ihr Körper, damit das Gleichgewicht stimmt. Ansonsten drohen Unter- oder Überzuckerungen.

Genaue Planung ist unumgänglich

Die Menge des Insulins ist genau nach der Kohlenhydratmenge ausgerichtet. Denn man will den optimalen Status möglichst über den ganzen Tag erhalten. Planen Sie ein Sporttraining oder andere Aktivitäten, die vom Alltag abweichen und den Blutzuckerspiegel beeinträchtigen, müssen Sie dieser

Leben mit Diabetes

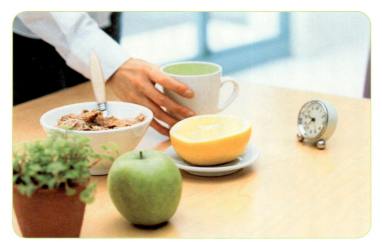

Diabetes und Genuss sind längst keine Gegensätze mehr: Die richtige Speisenauswahl macht's!

Veränderung die Nahrungsmittelaufnahme und/oder die Insulindosis anpassen.

Anpassungsfähige Therapieform

Ist Ihnen ein strenges Einhalten eines diabetischen Mahlzeitenplans unmöglich, kommt für Sie vielleicht eine intensivierte Insulintherapie infrage. Die Insulindosis hierbei richtet sich jeweils danach, wie viel Sie essen oder sich bewegen wollen, sowie nach Ihren aktuellen Blutzuckerwerten. Voraussetzung ist aber, dass Sie Ihren Blutzucker mehrmals täglich messen und die Insulindosis an die Kohlenhydrate anpassen. Bei dieser Insulintherapie dürfen Sie fast alles essen und trinken – mit Ausnahme von gesüßten Getränken.

Führen Sie ein Tagebuch

Ein Ess- und Befindlichkeitstagebuch zu führen, kann sehr sinnvoll sein, vor allem für Typ-1-Diabetiker und besonders am Anfang der Umstellung auf die Insulingaben. Auf diese Art können Sie sich selbst, Ihre Gewohnheiten und die Auswirkungen auf den Blutzucker besser kennen lernen. Beispielsweise sollten Sie notieren:

→ Was Sie an einem Tag essen
→ Welche Gründe Sie hatten, etwas Bestimmtes zu essen
→ Welche Gefühle Sie dabei hatten
→ Welche Blut- oder Harnzuckerwerte Sie festgestellt haben
→ Wie sich Ihr Essverhalten auf Ihren Stoffwechsel auswirkte (BZ-Test)

Ein solches Tagebuch ist als Langzeitübung sinnvoll. Führen Sie es am besten zunächst einmal über ein halbes Jahr hinweg. Für etwa vier bis sechs Wochen tragen Sie Ihre Beobachtungen täglich ein. Danach können Sie dazu übergehen, zwei- bis dreimal in der Woche etwas in Ihrem Tagebuch zu vermerken. Seien Sie ehrlich in allem, was Sie schreiben.

Übergewicht bekämpfen

Mit dem von Wissenschaftlern entwickelten Körpermasseindex (BMI = Bodymass-Index) kann zuverlässig beurteilt werden, ob jemand zu dick oder zu dünn ist. Werte unter 19 sind zu niedrig, Werte über 25 zu hoch – eine Formel, die Körpergewicht und -größe in einen speziellen Zusammenhang stellt.

So können Sie Ihren BMI berechnen:

$$BMI = \frac{\text{Körpergewicht in Kilogramm}}{(\text{Körperlänge in Meter})^2}$$

Liegt Ihr BMI über 30, müssen Sie langfristig abnehmen.

Keine radikalen Diäten!

Typ-2-Diabetiker sind in aller Regel übergewichtig. Häufig haben die überschüssigen Pfunde überhaupt erst die Insulinresistenz herbeigeführt, die ihrerseits wieder durch Übergewicht voranschreitet.

Aber: Diabetiker müssen nicht gertenschlank werden – erst recht nicht von heute auf morgen. Denn schon eine Gewichtsverminderung von wenigen Kilogramm führt in vielen Fällen zu einer Verbesserung der Insulinempfindlichkeit und somit zu besseren Blutzuckerwerten, denn jedes Gramm Körperfett beansprucht Insulin.

Diäten und ihr Nutzen

Mit Trenddiäten wird es Ihnen nicht gelingen, Ihr Gewicht langfristig zu senken, denn Sie verändern Ihr Essverhalten nicht wirklich gesund und dauerhaft. Kuren, bei denen nur bestimmte Lebensmittel erlaubt sind, taugen für Diabetiker schon gar nicht. Folgendes ist bei Diäten zu beachten:

AUSGEWOGEN UND FETTREDUZIERT Ernährungsweisen, die auf einer kalorienreduzierten Mischkost basieren, sind von Ernährungswissenschaftlern anerkannt. Erlaubt ist hier fast alles – nur eben wenig Fett.

Das hilft beim Abnehmen

→ Vermindern Sie die Zahl der Kalorien, die Sie aufnehmen, immer nur in 500-Kilokalorien-Schritten. Auf diese Weise können Sie im Monat bereits etwa 2,5 Kilogramm abnehmen, ohne dass Sie das Gefühl haben, auf alles verzichten zu müssen. Kommen Sie letztlich auch auf nur drei bis vier Kilogramm in einem Jahr insgesamt, wirkt sich das dennoch äußerst günstig auf Ihren Stoffwechsel aus.

→ Stellen Sie Mahlzeiten geschickt zusammen. Fünf kleinere Mahlzeiten sind besser als drei große. Heißhungerattacken lassen sich so am besten vermeiden.

→ Kleine Tricks machen vieles leichter. Bewegen Sie sich, so viel Sie können. Das verbrennt mehr Kalorien, reduziert das Gewicht, bremst den Hunger und gibt ein angenehmes Körpergefühl.

→ Trinken Sie vor jeder Mahlzeit ein Glas Wasser. Das sättigt, weil es den Magen füllt.

→ Überlisten Sie sich: Essen Sie stets mit Bedacht. Kauen Sie ausführlich jeden Bissen, und das Sättigungsgefühl wird sich schneller und deutlicher bemerkbar machen. Sie essen dann automatisch weniger.

→ Hören Sie auf zu essen, wenn Sie keinen Hunger mehr verspüren.

→ Hungern ist keine Lösung. Denn richtig essen heißt nicht etwa: fasten, hungern, darben. Für die meisten Typ-2-Diabetiker wird die Waage trotzdem ein ständiger Begleiter, um das Gewicht immer unter Kontrolle zu halten. Mindestens einmal pro Woche ist Wiegen angesagt. So können Sie sich auch immer wieder über Ihre Erfolge freuen.

Leben mit Diabetes

PAUSENTAGE ERLEICHTERN Wenn es dann doch einmal zu viel des Guten geworden ist, legen Sie einen Pausentag ein. An diesem Tag essen Sie am besten nur Obst und Gemüse, das gleicht die Sünden vom Vortag aus. Aber halten Sie Ihren Pausentag auch konsequent durch.

SPEZIELLE DIÄTPRODUKTE FÜR DIABETIKER Diabetiker brauchen sich nicht anders als gesund zu ernähren. Diätetische Lebensmittel sind in der Regel für Diabetiker nicht notwendig.

OFT EBENSO KALORIENREICH Produkte mit Zuckeraustauschstoffen sind nur dann sinnvoll, wenn sie gleichzeitig weniger Fett und weniger Kalorien als andere Produkte enthalten. Lesen Sie also genau die Angaben zu den Nährwerten und Kalorien auf der Zutatenliste. Der Vermerk »Diät« bedeutet nur, dass in dem Produkt ein oder mehrere Bestandteile künstlich ersetzt wurden, also beispielsweise Zucker durch Zuckeraustauschstoffe. Eine Reduzierung der Gesamtkalorienmenge bewirkt das aber meist nicht.

Immer in Bewegung

Gesunde Ernährung, eine angemessene Medikation und ausreichend Bewegung sind die drei wichtigen Säulen der Diabetestherapie. Denn sportliche Betätigung senkt den Blutzuckerspiegel und wirkt quasi wie eine Extraportion Insulin. Jede intensive Muskelbewegung verbessert den Blutzuckerspiegel und vermindert die Notwendigkeit bzw. die Dosis der medikamentösen Behandlung. Das gilt sowohl für Diabetiker

Tipps für die Ernährung im Alltag

→ Gehen Sie niemals hungrig einkaufen.

→ Verzichten Sie weitgehend auf fettreiche Wurst- und Käsesorten.

→ Wählen Sie Ihr Fleisch sorgfältig aus.

→ Seien Sie vorsichtig bei allen Fertigprodukten.

→ Fünf bis sechs kleinere Mahlzeiten über den Tag verteilen, um Blutzuckerspitzen und Überzucker zu vermeiden.

→ Langsam verwertbare Kohlenhydrate zu sich nehmen, wie beispielsweise Vollkornprodukte, Hülsenfrüchte und Kartoffeln.

→ Schnell verwertbare Kohlenhydrate reduzieren oder ganz meiden.

→ Fettarme Lebensmittel und Zubereitungsarten bevorzugen.

→ Ausreichend trinken, in kleinen Schlucken und über den Tag verteilt: mindestens 1,5 Liter pro Tag, am besten Mineralwasser oder ungesüßten Kräutertee.

→ Beim Essen unterwegs immer geeignete Speisen auswählen bzw. von zu Hause mitnehmen.

→ Alkohol so oft wie möglich links liegen lassen, auch wenn das Bier oder der Wein noch so verlockend ist.

vom Typ 1 als auch vom Typ 2. Bei Typ-2-Diabetikern reduziert Sport zudem die Insulinresistenz des Gewebes.

Gutes für Herz und Kreislauf

Allein durch regelmäßige Spaziergänge könnten viele Menschen, die ein erhöhtes Diabetes-2-Risiko haben, der Krank-

Leben mit Diabetes

heit effizient vorbeugen. Und was gegen Diabetes hilft, das wirkt sich auch sehr günstig bei Herz-Kreislauf-Erkrankungen aus: Der Blutdruck normalisiert sich, die Gefäße bleiben jünger – und Sie sind besser gefeit gegen Herzinfarkt und Schlaganfall.

Anstrengung verbraucht Glukose

Sobald Sie sich körperlich anstrengen, benötigen Ihre Muskeln mehr Zucker, aus dem sie die nötige Energie ziehen können. Bei gesunden Menschen holen sich die Muskeln diese Menge Zucker aus dem Blut. Damit es nicht plötzlich zu einer Unterzuckerung kommt, hält die Bauchspeicheldrüse weniger Insulin parat, während die Leber aus ihrem Glykogenspeicher gleichzeitig Zucker ins Blut abgibt.

Nicht so im Fall von Diabetes Typ 1 und fortgeschrittenem Diabetes Typ 2. Hier liegt eine besondere Situation vor: Der Betroffene hat vor der Aktivität eine bestimmte Dosis Insulin gespritzt, die nun wirkt, bzw. mit Sulfonylharnstoffen für die vermehrte Abgabe von Insulin in das Blut gesorgt.

Mehr Schwung in den Alltag bringen

Es muss nicht immer Sport sein. Jede Bewegung zählt. Entscheidend ist, dass Sie Ihre Muskeln überhaupt in Gang setzen – ob mit Gartenarbeit, Treppensteigen, Kistenschleppen, ausgelassen mit den Kindern spielen, im flotten Schritt einkaufen gehen oder mit dem Fahrrad fahren – all das summiert sich. Und: Bewegung macht Lust auf noch mehr Bewegung.

Unterzuckerung vorbeugen

Bewegen Sie sich sportlich, kommt es zu einer Unterzuckerung. Um das zu vermeiden, müssen Sie die Insulinmenge vorher verringern oder zusätzlich Kohlenhydrate essen. In den nächsten 12 bis 26 Stunden werden dann erst einmal die Traubenzuckerreservoirs in den Muskeln wieder aufgefüllt. So bleibt der Blutzuckerspiegel während und nach der Anstrengung im Gleichgewicht. Halten Sie sich an folgende Faustregel: vor jeder kürzeren körperlichen Anstrengung eine Kleinigkeit essen oder die Insulindosis reduzieren, um auf gar keinen Fall in die Unterzuckerung hineinzugeraten. Pro halbe Stunde Betätigung sollten Sie eine Broteinheit zusätzlich zu sich nehmen. Das kann z. B. eine Birne, eine halbe Banane, ein Apfel, ein halbes Croissant, eine Hand voll Weintrauben oder eine entsprechende Menge anderer Kraftspender sein.

Stecken Sie sich beim Sport genauso wie für Ihre Ernährungsumstellung realistische Ziele. Denn es ist viel gesünder, sich nicht zu überanstrengen, sich dafür aber gleichmäßiger und ausdauernder zu bewegen. Belasten Sie sich nur so viel, wie Ihnen gut tut. Ausdauersportarten wie Schwimmen oder Radfahren sind natürlich am besten geeignet. Zwei- bis dreimal pro Woche aktiv werden, für jeweils 30 bis 45 Minuten, ist sinnvoll. Der Pulsschlag zeigt Ihnen an, wie viel Sie sich zumuten sollten.

180 Schläge in der Minute minus Ihr Lebensalter sind genau richtig. Damit kommen Sie auf etwa 50 % Ihrer maximalen Leistungsfähigkeit – und das genügt. Wenn Sie Ihr Training langsam, aber stetig steigern, können Sie nichts falsch

Leben mit Diabetes

machen. Fangen Sie einfach im Alltag an: Steigen Sie jede Treppe hoch, erledigen Sie Hausarbeiten mit Schwung und Schnelligkeit, nehmen Sie statt des Autos das Fahrrad usw.

Sport ja – aber was und wie?

Regelmäßige Bewegung regt die Stoffwechselfunktionen im Körper an, Stresssituationen können besser abgebaut werden, das Körpergefühl wird intensiver, und Sie gewinnen mehr Selbstvertrauen. Im Prinzip geht alles: vom Snowboarden bis zum Drachenfliegen. Was infrage kommt, hängt natürlich entscheidend von Ihrer Konstitution und Ihrem Gesundheitszustand ab. Um eine Ausdauersportart zu betreiben, müssen Sie eine entsprechende Kondition haben oder diese langsam aufbauen.

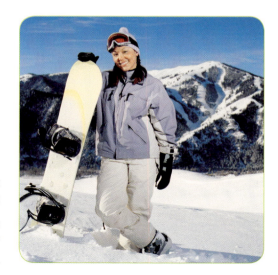

Alle Sportarten, die Herz, Kreislauf und Lunge trainieren, sind für Diabetiker ideal.

Maßnahmen für insulinpflichtige Sportler

→ Vor dem Sport Blutzucker messen. Liegt er unter 100 mg/dl und über 240 mg/dl, niemals mit dem Sport starten. Erst muss der Blutzucker durch die Aufnahme von Kohlenhydraten ausgeglichen bzw. per Insulin nach unten reguliert werden.

→ Während des Sports wiederum in ein- bis zweistündigen Intervallen den Blutzucker checken. Bei Bedarf weitere Kohlenhydratportionen (= BE) zu sich nehmen.

→ Nach dem Sport Blutzucker wiederum testen und gegebenenfalls über eine Kohlenhydratzufuhr ausgleichen.

→ Nehmen Sie Ihr Messgerät immer mit zum Sport, ebenso wie ausreichende Mengen an Insulin und »Kraftfutter«. Halten Sie diese Dinge immer griffbereit.

Bei intensivierter Insulintherapie

→ Es gilt die 50%-Insulinregel, d.h. 50% weniger Insulin vor der letzten Mahlzeit vor mehrstündigem Sport sowie Korrekturinsulin vor, während und nach dem Sport.

Bei konventioneller Insulintherapie

→ Es wird ebenfalls mit einer Reduzierung des Insulins gearbeitet.

→ Zusätzlich können Sie der Unterzuckerung wirksam mit Broteinheiten vorbeugen: Pro 30 Minuten körperlicher Anstrengung führen Sie eine (Sport-)Broteinheit zu.

→ Bei Behandlung mit Sulfonylharnstoffen regulieren Sie den Blutzucker vor dem Sport ausschließlich mit der vorbeugenden Aufnahme von Kohlenhydraten.

Leben mit Diabetes

FAQs – die häufigsten Fragen zu Diabetes

WAS IST DIABETES? Ihr Körper kann den mit der Nahrung aufgenommenen Zucker nicht richtig verwerten. Das Hormon Insulin ist schuld daran: Es schleust den Zucker normalerweise in die Körperzellen, wo er zur Energiegewinnung herangezogen wird. Fehlt es ganz oder teilweise bzw. ist es nicht voll wirksam, sammelt sich der Zucker im Blut gefährlich an.

WELCHEN TYP VON DIABETES HABE ICH? Im Wesentlichen werden Typ 1 und Typ 2 unterschieden. Typ 1 ist die seltenere Form, tritt schon in jungen Jahren auf und kann nur mit Insulin behandelt werden, ein Leben lang, denn der Körper stellt das Hormon selbst nicht mehr her. Typ 2 dagegen beginnt häufig erst in fortgeschrittenem Alter. Hier produziert der Körper noch Insulin; das reicht aber nicht aus oder ist nicht voll wirksam. Meist sind die Betroffenen übergewichtig. Hier können schon eine Umstellung der Ernährung und mehr Bewegung als Therapie ausreichen, ansonsten wird der Arzt zusätzlich Tabletten verschreiben.

IST DIE KRANKHEIT HEILBAR? Leider nein. Aber man kann sehr gut mit der Krankheit leben. Unter Umständen können Sie als Typ-2-Diabetiker sogar die Krankheit in ein Vorstadium zurückdrängen. Bestimmte Maßnahmen wie eine Umstellung der Ernährung und mehr Bewegung können Ihnen dann die Einnahme von Medikamenten ersparen.

WELCHE BLUTZUCKERWERTE SIND NORMAL? Den Blutzuckerwert bestimmt man aus einem kleinen Blutstropfen, und zwar mit einem Teststäbchen oder einem Messgerät. Nüchternwerte zwischen 80 und 100 mg/dl (Milligramm pro Deziliter Blut) sind normal, nach dem Essen sollten sie aber nicht über 140 mg/dl liegen. Bei Diabetikern ist man etwas großzügiger mit den Werten.

MUSS ICH JETZT INSULIN SPRITZEN? Bei Typ-1-Diabetikern ist das der Fall, beim Typ 2 eventuell in einem späteren Stadium. Sie müssen dem Körper ja geben, was ihm fehlt. Das Hormon spritzen Sie sich dann mehrmals täglich selbst in den Bauch oder in den Oberschenkel. Das ist lästig, aber nicht schmerzhaft, wenn man dabei richtig vorgeht.

WAS BEDEUTET EINE »GUTE EINSTELLUNG«? Die ärztlichen Maßnahmen bewirken, dass sich Ihr Blutzuckerspiegel auf gesunde Werte einpendelt und nicht mehr nach oben oder unten »ausbricht«. Der Blutzuckerspiegel wird damit quasi auf die gewünschten Werte reguliert.

WIE BEMERKT MAN UNTER- UND ÜBERZUCKERUNG? Eine Unterzuckerung (Hypoglykämie) kündigt sich mit Schweißausbrüchen, Heißhunger und Herzklopfen an, eine Entgleisung des Blutzuckers nach oben (Hyperglykämie) dagegen mit Müdigkeit, häufigem Wasserlassen, starkem Durst, Übelkeit und einem Azetongeruch in der Atemluft (riecht wie Nagellackentferner oder faulige Äpfel).

Leben mit Diabetes

MUSS ICH MICH JETZT ANDERS ERNÄHREN? Ja, aber nur auf eine Weise, die vielen Stoffwechselgesunden ebenfalls sehr gut täte. Im Prinzip gilt für alle Menschen: kohlenhydratreich und fettarm essen. Typ-2-Diabetiker müssen ein akzeptables Körpergewicht anstreben, meist also abnehmen und deswegen die Kalorien im Auge behalten. Typ-1-Diabetiker dagegen sollten in jedem Fall die Kohlenhydratmenge (also den Zucker in der Nahrung) genau berechnen. Dafür gibt es die Einheit BE (Broteinheit). Die aufgenommenen Kohlenhydrate müssen sich mit dem gespritzten Insulin unbedingt die Waage halten, sonst steigt der Blutzuckerspiegel an. Aber vergessen Sie alles, was Sie je über strikte, freudlose Diabetikerdiäten gehört haben. Sie können (fast) alles essen, was Ihnen gefällt, aber in Maßen.

DARF ICH KEINEN ALKOHOL MEHR TRINKEN? In Maßen dürfen Sie zugreifen – am besten trockene Weine. Bleiben Sie, wenn es geht, bei einem einzigen Glas. Und kalkulieren Sie auch die Kalorien mit ein sowie den Umstand, dass Alkohol den Blutzucker gefährlich abfallen lassen kann.

DARF ICH NOCH SPORT TREIBEN? Natürlich! Das ist sogar wünschenswert. Als Typ-2-Diabetiker verbessern Sie Ihre Stoffwechselsituation dadurch enorm. Unter Umständen können Sie sogar wieder auf Medikamente verzichten, wenn Sie Gewicht verlieren und in Bewegung bleiben.
Typ-1-Diabetiker dürfen ebenfalls Sport treiben. Sie müssen vorher ihre Insulindosis genau anpassen.

DARF ICH AUTO FAHREN BZW. DEN FÜHRERSCHEIN MACHEN? Diabetes ist kein Grund, den Führerschein nicht zu bekommen. Egal, ob Sie nur mit Ernährungsumstellung behandelt werden und/oder Tabletten. Ausnahme: Typ-1-Diabetiker dürfen keine Busse und Lkws fahren; die Gefahr einer Unterzuckerung ist bei ihnen groß. Das kann gefährlich werden, denn man ist nicht mehr voll verkehrstüchtig. Daher gilt für alle Diabetiker: immer etwas Traubenzucker griffbereit haben. Meldet sich die Unterzuckerung – rechts ranfahren und den Zuckerspiegel wieder auffüllen.

KANN ICH NOCH REISEN? Ihr Diabetes zwingt Sie jedenfalls nicht, zu Hause zu bleiben. Ob mit dem Auto oder dem Flugzeug – einige spezielle Dinge sollten Sie natürlich beachten. Beim Arzt und auf Schulungen bekommen Sie ganz genaue Anweisungen.

WERDE ICH MEINEN BERUF BEHALTEN KÖNNEN? Grundsätzlich gilt: Diabetiker ohne andere schwer wiegende Erkrankungen oder Folgekomplikationen können alle Berufe und Tätigkeiten ausüben, die sie möchten. Allerdings sollten keine Berufe gewählt werden, in denen Sie sich und andere durch plötzliche Unterzuckerungen gefährden können (z. B. Taxifahrer, Busfahrer, Dachdecker).

BRINGT DIE KRANKHEIT MEIN BABY IN GEFAHR? Vorweg: Auch Diabetikerinnen bringen gesunde Babys auf die Welt. Allerdings kann die Schwangerschaft unter Umständen riskant für

Leben mit Diabetes

Mutter und Kind werden. Durch intensive Überwachung sowie eine angepasste Therapie wird diese Gefahr aber weitgehend reduziert. Lediglich bei fortgeschrittenen Nierenschädigungen oder Veränderungen an den großen Gefäßen raten Ärzte von einer Schwangerschaft ab.

WERDE ICH JETZT IMPOTENT? Potenzstörungen kommen bei Diabetikern tatsächlich recht häufig vor, vor allem beim Typ 1 nach langjähriger Krankheitsdauer. Ein sensibles Thema, das Betroffene auf keinen Fall verschweigen sollten, denn es gibt heute viele Behandlungsmöglichkeiten. Sprechen Sie vertrauensvoll Ihren Arzt an!

IST MEINE LEBENSERWARTUNG VERKÜRZT? Die Statistik sagt: Diabetiker haben vom Zeitpunkt der Diagnose an eine um ein Drittel reduzierte Lebenserwartung. Das macht Angst. Aber halten Sie sich dabei vor Augen: Es handelt sich um einen statistischen Mittelwert! Das bedeutet konkreter: Es gibt zwar Menschen, die früher an den Folgen des Diabetes sterben, aber auch solche, die länger leben. Und zu denen sollen Sie gehören!

WER BEZAHLT DIE TEURE THERAPIE? Gesetzliche Krankenkassen müssen die Kosten der Diabetesbehandlung im erforderlichen Rahmen übernehmen. Bei privaten Krankenkassen gibt es über das, was als erforderlich gilt, leider keine verbindlichen Richtlinien. Rehamaßnahmen beispielsweise werden oft nicht gezahlt.

Wichtige Adressen

Deutschland

Arbeitskreis der Pankreatektomierten e.V. (AdP)
Krefelder Straße 3, 41539 Dormagen
Tel.: 0 21 33/4 23 29, Fax: 0 21 33/4 26 91
adp-dormagen@t-online.de; www.adp-dormagen.de

Bundesverband Insulinpumpenträger e.V.
Reinekestraße 31, 51145 Köln
Tel.: 0 22 03/2 58 62, Fax: 0 22 03/2 71 00
info@insulinpumpentraeger.de; www.insulinpumpentraeger.de

Deutsche Diabetes-Gesellschaft (DDG)/Geschäftsstelle
Bürkle-de-la-Camp-Platz 1, 44789 Bochum
Tel.: 02 34/93 09 56, Fax: 02 34/9 78 89 21
deutsche-diabetes-ges.ddg@t-online.de;
www.deutsche-diabetes-gesellschaft.de

Deutsche Diabetes-Stiftung (DDS)/Geschäftsstelle
Am Klopferspitz 19, 82152 Martinsried
Tel.: 0 89/57 95 79-0, Fax: 0 89/57 95 79-19
info@diabetesstiftung.de; www.diabetesstiftung.de

Deutsche Diabetes-Union e.V. (DDU)
Prof. Dr. med. Eberhard Standl
Städt. Krankenhaus München-Schwabing (III. Med. Abteilung)
Kölner Platz 1, 80804 München
Tel.: 0 89/30 68-25 23, Fax: 0 89/30 68-39 06
info@diabetes-union.de; www.diabetes-union.de

Deutsche Gesellschaft für Ernährung e.V.
Godesberger Allee 18, 53175 Bonn
Tel.: 02 28/3 77 66 00, Fax: 02 28/3 77 68 00
webmaster@dge.de; www.dge.de

Deutsche Liga zur Bekämpfung des hohen Blutdrucks e.V. (DHL)
Berliner Straße 46, 69120 Heidelberg
Tel.: 0 62 21/41 17 74, Fax: 0 62 21/40 22 74
hochdruckliga@t-online.de; www.hochdruckliga.de

Wichtige Adressen

Deutsche Liga zur Bekämpfung von Gefäßerkrankungen e.V.
Postfach 40 38, 69254 Maisch b. Heidelberg
Tel.: 0 72 53/2 62 28, Fax: 0 72 53/27 81 60
info@deutsche-gefaessliga.de; www.deutsche-gefaessliga.de

Deutscher Diabetiker-Bund e.V. (DDB)
Goethestraße 27, 34119 Kassel
Tel.: 05 61/7 03 47 70, Fax: 05 61/70 347 71
info@diabetikerbund.de; www.diabetikerbund.de

**Deutsches Diabetes-Zentrum DDZ an der
Heinrich-Heine-Universität Düsseldorf**
Leibniz-Zentrum für Diabetes-Forschung
Auf'm Hennekamp 65, 40225 Düsseldorf
Tel.: 02 11/33 82-0, Fax: 02 11/33 82-6 03
scherbaum@ddz.uni-duesseldorf.de; www.ddz.uni-duesseldorf.de

»Diabetes-Journal«
Monatlich erscheinende Fachzeitschrift für Diabetiker
www.diabetes-journal.de
Zu beziehen über Apotheken oder:
Verlag Kirchheim & Co. GmbH
Kaiserstraße 41, 55116 Mainz
Tel.: 0 61 31/9 60 70-0, Fax: 0 61 31/9 60 70-70
diabetes@kirchheim-verlag.de; www.kirchheim-verlag.de

Gütegemeinschaft Diät und Vollkost e.V.
Moorenstraße 80, 40225 Düsseldorf
Tel.: 02 11/33 39 85, Fax: 02 11/3 176 91
info@gdv-ev.de; www.gdv-ev.de

Hilfe für Diabetiker – weltweit e.V.
Prof. Dr. Peter Kronsbein, Frau G. Paletta
Heinrich-Heine-Universität Düsseldorf
Medizinische Klinik und Poliklinik
Klinik für Stoffwechselkrankheiten und Ernährung
Moorenstraße 5, 40225 Düsseldorf
Tel.: 02 11/8 11 86 92

Initiativgruppe Früherkennung diabetischer Augenerkrankungen (IFdA)
Robert-Koch-Straße 4, 35037 Marburg
Tel.: 0 64 21/2 86 62 75, Fax: 0 64 21/2 86 56 78
www.die-ifda.de

International Diabetic Athletes Association (IDAA)
IDAA Deutschland e.V., Internationale Vereinigung diabetischer Sportler
Ärztehaus Schönhauser Allee, Praxis Paulus/Boitz, Frau Ulrike Thurm
Schönhauser Allee 118, 10437 Berlin
Tel.: 0 30/42 80 80 68, Fax: 0 30/4 41 59 05
ulrike.thurm@idaa.de; www.idaa.de

Kirchheim Call-Center Diabetes
Tel.: 01 80/5 17 80 03 (für Abonnenten des »Diabetes-Journal«)
oder 01 90/70 78 89

Lipid-Liga e.V. – Deutsche Gesellschaft zur Bekämpfung von Fettstoffwechselstörungen und ihren Folgeerkrankungen (DGFF)
Waldklausenweg 20, 81377 München
Tel.: 0 89/7 19 10 01, Fax: 0 89/7 14 26 87
info@lipid-liga.de; www.lipid-liga.de

Stiftung Inseltransplantation
Projensdorferstraße 374, 24106 Kiel
Tel.: 04 31/3 05 44 03, Fax: 04 31/3 44 18
mailbox@cure-diabetes.com; www.cure-diabetes.com

Österreich/Schweiz

Österreichische Diabetikervereinigung
Moosstraße 18, A-5020 Salzburg
Tel.: 00 43-6 62/82 77 22, Fax: 00 43-6 62/82 92 22
oedv.office@aon.at; www.diabetes.or.at

Schweizerische Diabetes-Gesellschaft (Generalsekretariat)
Rütistraße 3 A, CH-5400 Baden
Tel.: 00 41-1/3 83 13 15, Fax: 00 41-1/4 22 89 12
sekretariat@diabetesgesellschaft.ch;
www.diabetesgesellschaft.ch

Register

Alpha-Glucosidase-
hemmer **26f.**, 32
Amylase 8
Antidiabetika **26ff.**, 50
Arteriosklerose 13, 28
Augen 13, 63, 67ff.
Azeton 22, 56, 62, 104

Bauchspeicheldrüse
(Pankreas) 6, **8f.**, 13,
16, 18f., 29f.
Bewegungsmangel 5, 18
▶ Sport
Biguanide 28
Bluthochdruck 61, 66ff.
Blutuntersuchung 21
Blutzucker(spiegel) 6ff.,
11ff., 19f., 23, 26, 40f.,
52, 59, 104
Blutzuckermessgeräte
(Reflektometer) **54ff.**
Blutzuckertest(streifen)
52ff.
BMI (Bodymass-Index)
94f.
Broteinheit (BE) **84f.**, 92

Coxsackie-Viren 17

Diabetes mellitus
– Folgeerkrankungen
65ff.
– eine Stoffwechsel-
krankheit 4ff.
Diabeteseinstellung **50f.**
Diabetessymptome 20f.
Diabetikertagebuch 51,
57, 94
Durstgefühl, starkes 56

Ernährung 5, 18, 20f., 59,
71, **82ff.**, 105

Fruktosaminwert 23

Fuß, diabetischer **74ff.**
Fußkontrolle/-pflege
61, 77

Glinide 26, **30f.**
Glukagon 10f., 63
Glukose **9ff.**, 21f., 51, 54,
61, 72, 99
Glukosetoleranztest, oraler
(OGTT) 21f.
Glykämischer Index (GLYX)
87f.
Glykogen 9ff.

Hämoglobin 23, 61
Harntest 22, 58
Harnzuckertest 56, 58
HbA_{1c}-Wert 23, 40, 61
Herz-Kreislauf-Erkrankun-
gen 66, 99
HLA-Faktoren 17
Hyperglykämie (Überzu-
ckerung) 56, 62, 104
Hypoglykämie (Unterzu-
ckerung) 12, 27, 30, 62f.,
100f., 104

ICT (funktionelle Insulin-
therapie) 40
Immunsystem **16f.**
Impotenz 73, 107
Insulin 6f., 9ff., 16ff., 27,
29f., **35ff.**, 43, 50f., 79
Insuline
– Anwendungsformen
42ff.
– Therapieformen **40ff.**,
92ff., 102
– Verabreichungsformen
38ff.
– Wirkprofile **36ff.**
Insulinresistenz 13, **18ff.**
Insulinsensitizer 26, **33ff.**

Kohlenhydrate 5ff., 84,
85ff., 100

Koma, diabetisches 56, 62
Kontrollen, ärztliche **61ff.**

Metformin 26, **28f.**,
32, 35
Mikro-/Makroangio-
pathien 65f., 68, 75
Mikroalbuminurie 63, 70f.
Müdigkeit 6, 56

Nephropathie (Nieren-
leiden) 61, 70
Neuropathien, diabetische
72f.
Nieren 13, 28, 59, 61,
63, **69ff.**

Patientenschulung **64f.**
Pens 42, **46f.**
Polysaccharide 7
Pumpen **47ff.**

Retinopathie **67ff.**

Schwangerschaft 68, 106f.
Sport 10, 39, 48, 97ff.,
101f., 105
Spritzen **42ff.**
Sulfonylharnstoffe 26,
29f., 33

Traubenzucker ▶ Zucker
Typ-1-Diabetes 4, **16f.**,
39f., 51ff., 82, 85, 90,
94, 103
– Selbstkontrolle **51ff.**
Typ-2-Diabetes 4ff., 13,
18ff., 39f., 56, 82, 85,
88, 90, 95, 98f., 103
– Selbstkontrolle **58ff.**

Übergewicht 5, 18, 21, 29,
35, **94ff.**
Unit (Einheit) 43, 46f.

Zucker 5ff., 28, 72, 89f.

Über dieses Buch/Impressum

Über die Autorinnen
Dr. med. Susanne Holst ist Fernsehärztin und promovierte Medizinerin und hat sich vor allem auf dem Gebiet der Schmerzforschung einen Namen gemacht.
Ulrike Meiser ist Wissenschaftspublizistin, Herausgeberin und Autorin sehr erfolgreicher Gesundheitsratgeber.

Bildnachweis
Arteria Photography, Kassel: 2, 53; doc-stock, Stuttgart: 24/25 (Das Fotoarchiv/Jochen Tack), 71 (Matthias Stolt); Getty Images, München: U1 (Stockdisc, lizenzfrei), 60 (LWA), 80/81 (MR), 93 (Neo Vision/Photonica), 101 (Ryan Mcvay); Kes-online, München/Strothmann: 31; Keystone Pressedient, Hamburg/Schluz: 4; Mauritius Images, Mittenwald: 10 (Klaus Hackenberg), 49 (Phototake/Rick Lance); Medicalpicture, Köln: 8 (F. Geisler), 46 (Lothar Drechsel); plainpicture, Hamburg/Rui Camilo: 14/15; Südwest Verlag, München: 45 (Veronika Moga), 83 (Detlef Seidensticker)
Seite 57 aus: M. Berger (Hrsg.), Lehrbuch für die Schulungskraft. Deutscher Ärzteverlag, Köln 1998

Hinweis
Die Ratschläge/Informationen in diesem Buch sind von den Autorinnen und Verlag sorgfältig erwogen und geprüft, dennoch kann eine Garantie nicht übernommen werden. Eine Haftung des Autors bzw. des Verlags und seiner Beauftragten für Personen-, Sach- und Vermögensschäden ist ausgeschlossen.

Impressum
© 2006 by Südwest Verlag, einem Unternehmen der Verlagsgruppe Random House GmbH, 81637 München.
Die Verwertung der Texte und Bilder, auch auszugsweise, ist ohne Zustimmung des Verlags urheberrechtswidrig und strafbar. Dies gilt auch für Vervielfältigungen, Übersetzungen, Mikroverfilmung und für die Verarbeitung mit elektronischen Systemen.

Projektleitung
Dr. Harald Kämmerer

Gesamtproducing
v|Büro – Jan-Dirk Hansen, München

Layout
Christian Weiß, München

Redaktion
Text & Form – Nicola von Otto

Korrektorat
Susanne Langer

Bildredaktion
Dietlinde Orendi

Herstellung
Reinhard Soll

Umschlaggestaltung und Konzeption
R. M. E Eschlbeck/Kreuzer/Botzenhardt

Druck und Verarbeitung
Těšínská Tiskárna a.s., Cesky Tesín

Printed in the Czech Republic

Gedruckt auf chlor- und säurearmem Papier

ISBN-10: 3-517-08189-2
ISBN-13: 978-3-517-08189-2

9817 2635 4453 6271